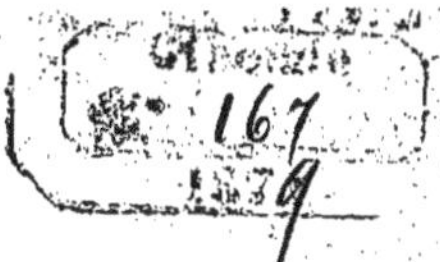 167 1879

AF329942

LA PROPYLAMINE
LA TRIMÉTHYLAMINE
ET LEURS SELS

ÉTUDIÉS AU POINT DE VUE PHARMACOLOGIQUE ET THÉRAPEUTIQUE

PAR LE

Dr P.-F. DA COSTA ALVARENGA

Professeur à l'École de Médecine de Lisbonne.

—

TRADUIT DU PORTUGAIS

Par le docteur MAURIAC (de Bordeaux)

Lauréat de la Faculté de médecine de Paris
et de l'Académie des Sciences, Belles-Lettres et Arts de Bordeaux ;
Secrétaire adjoint de la Société de Médecine et de Chirurgie de cette ville ;
Membre correspondant de la Société clinique de Paris, de la Société
de Médecine publique et d'Hygiène professionnelle ; des Sociétés
ou Académies médicales de Rouen, Lisbonne, Barcelone, etc.,
Commandeur de l'Ordre royal du Christ.

PARIS	BORDEAUX
OCTAVE DOIN	FERET & FILS
libraire-éditeur	libraires-éditeurs
8, place de l'Odéon.	15, cours de l'Intendance.

1879

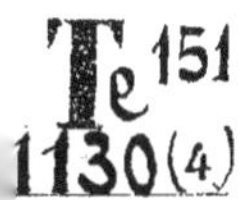
Te 151
1130 (4)

LA PROPYLAMINE, LA TRIMÉTHYLAMINE

ET LEURS SELS

ÉTUDIÉS AU POINT DE VUE PHARMACOLOGIQUE ET THÉRAPEUTIQUE

LA PROPYLAMINE
LA TRIMÉTHYLAMINE

ET LEURS SELS

ÉTUDIÉS AU POINT DE VUE PHARMACOLOGIQUE ET THÉRAPEUTIQUE

PAR LE

Dr P.-F. DA COSTA ALVARENGA

Professeur à l'École de Médecine de Lisbonne.

—

TRADUIT DU PORTUGAIS

Par le docteur MAURIAC (de Bordeaux)

Lauréat de la Faculté de médecine de Paris
et de l'Académie des Sciences, Belles-Lettres et Arts de Bordeaux ;
Secrétaire adjoint de la Société de Médecine et de Chirurgie de cette ville ;
Membre correspondant de la Société clinique de Paris, de la Société
de Médecine publique et d'Hygiène professionnelle ; des Sociétés
ou Académies médicales de Rouen, Lisbonne, Barcelone, etc.,
Commandeur de l'Ordre royal du Christ.

PARIS	BORDEAUX
OCTAVE DOIN	FERET & FILS
libraire-éditeur	libraires-éditeurs
8, place de l'Odéon.	15, cours de l'Intendance.

1879

OUVRAGES DU PROFESSEUR ALVARENGA

Mudanças no comprimento dos membros pelvianos na coxalgia. — Lisboa, 1850.

Estudo de algunas das principaes questoes sobre a cholera epidemica. — Memoria premiada pela Sociedade das Sciencias medicas de Lisboa, no concurso de 1854. — Lisboa, 1856.

Memoria sobre a insufficiencia das valvulas aorticas e consideraçoes geraes sobre as doenças do coraçao. — Lisboa, 1855.

Mémoire sur l'insuffisance des valvules aortiques et considérations générales sur les maladies du cœur. — Traduit du portugais par le Dr Garnier. — Paris, 1856.

Apontamentos sobre os meios de ventilar e aquecer os edificios publicos e em particular os hospitaes. — Memoria premiada pela Sociedade das Sciencias medicas de Lisboa. — Lisboa, 1856.

Consideraçoes sobre a cholera-morbus epidemica no hospital de S. José de Lisboa. — Lisboa, 1855.

Relatorio sobre a epidemia de cholera-morbus no hospital de Sant'Anna em 1856. — Lisboa, 1858.

Esboço historico sobre a epidemia de febre amarella na freguezia da Pena em 1857. — Lisboa, 1859.

Anatomia pathologica e symptomatologia da febre amarella em Lisboa no anno de 1857. — Lisboa, MDCCCLXI.

Anatomie pathologique et symptomatologie de la fièvre jaune qui a régné à Lisbonne en 1857. — Traduit du portugais par le Dr P. Garnier. — Paris, 1861.

Como actuam as substancias branca e cinzenta da medulla espinhal. — Lisboa, 1862.

Estado da questao acerca do duplo sopro crural na insufficiencia das valvulas aorticas — Lisboa, 1863.

Apontamentos acerca das ectocardias a proposito de uma variedade nao descripta, a trochocardia. — Lisboa, MDCCCLXVI.

Estatistica dos hospitaes de S. José, S. Lazaro e Desterro no anno de 1865, feita segundo o plano e debaixo da direcçao do dr. P. F. da Costa Alvarenga. — Lisboa, 1868.

Estudo sobre as perforaçoes cardiacas e em particular sobre as communicaçoes entre as cavidades direitas e esquerdas do coraçao, a proposito de um caso notavel de teratocardia. — Memoria apresentada a Academia real das Sciencias de Lisboa. — Lisboa, 1868.

Remarques sur les ectocardies à propos d'une variété encore non décrite, la trochocardie. — Traduit du portugais par le Dr Marchant, professeur à la Faculté de médecine et membre effectif de la Société des Sciences médicales et naturelles de Bruxelles. — Bruxelles, 1869.

Rapport sur la statistique des hôpitaux de S. José, S. Lazaro et Desterro, de Lisbonne, pour l'année de 1865. — Traduit du portugais par le Dr Lucien Papillaud (Henri Almés). — Lisbonne, 1869.

Discurso pronunciado na sessao solemne da escola medico-cirurgica de Lisboa, no dia 5 de outubro de 1869, na presença de sua magestade el rei o senhor D. Luiz I. — Lisboa, 1869.

Considérations et observations sur l'époque de l'occlusion du trou ovale et du canal artériel, par le Dr P. F. da Costa Alvarenga. — Lisbonne, 1869.

De l'utilité de l'histoire de la médecine. — Traduit du portugais par le docteur Van den Corput, professeur à la Faculté de médecine de l'université de Bruxelles. — Anvers, 1869.

Elementos de thermometria clinica geral. — Lisboa, 1870.

Des thermomètres cliniques, leurs conditions, mode d'application et avantages relatifs ; et des registres thermo-sphygmo-pnéométriques. — Traduit du portugais par le Dr L. Papillaud. — Bruxelles, 1870.

Anatomie pathologique des perforations cardiaques. — Traduit du portugais par le docteur L. Papillaud, commandeur de l'ordre du Christ de Portugal, membre correspondant de l'Académie des Sciences. — Paris, 1871.

De la thermopathologie générale. — Traduit du portugais par le docteur L. Papillaud. — Lisbonne, 1871.

De l'histoire de la thermométrie clinique et de la thermopathogénie. — Traduit du portugais par le docteur Lucien Papillaud. — Lisbonne, 1871.

Précis de thermométrie clinique générale, traduit du portugais par le docteur L. Papillaud. — Lisbonne, 1871.

Anatomie pathologique et pathogénie des communications entre les cavités droites et les cavités gauches du cœur. — Traduit du portugais par le docteur E.-L. Bertherand, lauréat du Ministère d'agriculture, de plusieurs Académies et Sociétés savantes. — Marseille, 1872.

De la thermosémiologie et thermacologie; analyse de la loi thermo-différentielle, observations originales touchant l'influence des divers moyens thérapeutiques sur la température pathologique. — Ouvrage couronné par la Société de Médecine d'Anvers au concours de 1871. — Anvers, 1873.

De la cyanose, particulièrement au point de vue de son historique, de sa nature et de sa genèse, à propos des symptômes de la communication entre les cavités droites et gauches du cœur, discussion des théories de la cyanose. — Ouvrage couronné par la Société centrale de Médecine du Nord de la France au concours de 1871. — Lille, 1873.

Grundzüge der Allgemeinen clinischen Thermometrie und der Thermosemiologie und Thermacologie. Aus dem Portugiesischen übersetzt von Dr. O. Wucherer. — Stuttgart, 1873.

Bosquejo histórico e critico dos meios therapeuticos da erysipela. — Lisboa, 1873.

Esquisse historique et critique de la cyanose. — Lisbonne, 1873.

Bosquejo historico da percussao. — Lisboa, 1874.

Do silicato de potassa no tratamento da erysipela. Experiencias physiologicas e therapeuticas; observaçoes originaes. — Lisboa, 1875.

Vom Potassium-Silikate bei Behandlung des Erysipelas. (Mit. Uebergehung der Tabellen) aus dem Portugiesischen übersetzt von Dr. J.-B. Ullersperger. — München, 1875.

Symptomatologia, natureza e pathogenia do Beriberi. — Lisboa, 1875.

Saggio di termometria clinica, pel Dr Pietro Francesco da Costa Alvarenga; traduzione pel dottor Giuseppe Spanpinati. — Napoli, 1876.

PRÉFACE DU TRADUCTEUR

L'injuste discrédit dans lequel est tombée aujourd'hui en France la médication propylamique, m'a déterminé à traduire en notre langue le remarquable Mémoire que vient de publier sur ce sujet M. le professeur Alvarenga, de Lisbonne. On pourra se convaincre, par la lecture de ce consciencieux travail, que la médication propylamique a été abandonnée chez nous sans motifs réellement sérieux. Il faut avoir le courage de le dire : les caprices de la mode ont envahi le domaine de la thérapeutique, et il en est un peu trop aujourd'hui des médicaments comme des chapeaux et des vêtements, dont on éprouve absolument le besoin de changer la forme au commencement de chaque saison nouvelle. La propylamine a eu le sort d'un grand nombre d'autres remèdes. Elle a été délaissée après avoir été employée pendant quelque temps avec engouement. Le même sort attend le salicylate de soude, remède du rhumatisme actuellement à la mode. Que dis-je? Le salicylate lui-même est déjà bien discrédité, et il est plus que probable que les inventeurs de médications ne tarderont pas à *lancer* un nouveau produit qui sera évidemment doué de propriétés curatives encore plus merveilleuses que celles des substances précédemment recommandées. Qu'arrivera-t-il alors? Pour peu que le nom d'un médecin connu se trouve mêlé à cette affaire, les praticiens de la France entière, ceux des villes aussi bien que ceux des campagnes, se jetteront avec enthousiasme sur le nouveau médicament et le conseilleront à tout propos pendant six mois ou un an : ce sera une panacée universelle. La spécialité s'en emparera. La réclame à la quatrième page des journaux le fera répandre à profusion dans le public. Il s'en consommera des quantités prodigieuses.

On s'apercevra alors que les malades ne guérissent ni plus vite, ni mieux qu'avec les substances déjà connues; mais qu'importe? La bourse des fabricants regorgera d'or, et ce sera bientôt après le tour d'un autre produit nouveau.

Tel est le tableau fidèle de ce qui se passe de nos jours.

Est-ce à dire pour cela qu'on ne découvre aucune substance utile et que la thérapeutique ne fait aucun progrès? Loin de nous cette pensée. Parmi ces médicaments vantés outre mesure par leurs inventeurs, il en est qui sont doués d'une efficacité réelle; mais ceux-là finissent toujours par renaître dans la faveur des praticiens, lorsqu'ils ont subi le discrédit qu'entraîne nécessairement après elle toute période d'engouement excessif.

Multa renascentur quæ jam cecidere.

Il faut réagir contre ces entraînements de la mode en thérapeutique et se bien garder de conclure à l'inefficacité d'un médicament parce qu'il n'a pas réussi dans tous les cas où on l'a employé.

Le chlorhydrate de triméthylamine atténue très certainement les symptômes douloureux et inflammatoires du rhumatisme; mais là ne se bornent pas ses indications. On peut encore l'administrer avec avantage dans un grand nombre d'autres maladies aiguës, fébriles, ainsi que l'a fort bien démontré M. Alvarenga. Le savant clinicien de Lisbonne insiste particulièrement sur ce point qu'on avait tout à fait négligé avant lui. Ses observations démontrent que la pleuro-pneumonie a constamment été guérie par l'emploi du sel triméthylamique.

On a pu reprocher à la propylamine et à la

triméthylamine leur mauvaise odeur, leur goût désagréable et leur instabilité de composition, d'où provenait l'inconstance des effets obtenus. Mais tous ces inconvénients disparaissent avec l'emploi exclusif du chlorhydrate de triméthylamine, sel fixe et défini, qui a la même action dépressive ou calmante que la propylamine sur le pouls, la température et la douleur. L'odeur et le goût de ce sel sont à peine sensibles à la dose d'un gramme dans une potion ordinaire. Aucun de nos malades n'a jamais manifesté la moindre répugnance pour ce médicament.

Le Mémoire du professeur Alvarenga est aussi complet et aussi intéressant au point de vue scientifique qu'au point de vue pratique. La partie clinique repose sur trente-deux observations relatives à des maladies diverses et possédant chacune la notation bi-quotidienne de l'état du pouls, de la température et de la respiration. Quelques-unes même sont accompagnées de tracés sphygmographiques, que nous n'avons pu malheureusement reproduire ici. Ces observations ont été prises dans le service de l'auteur, à l'hôpital Saint-Joseph de Lisbonne, avec une régularité et une précision que l'on ne rencontre pas toujours dans nos hôpitaux français.

Ainsi que l'a dit avec juste raison M. Ernest Besnier dans son remarquable article sur le rhumatisme, du *Dictionnaire encyclopédique des Sciences médicales* (¹) : « L'étude des médicaments propylamiques n'est pas terminée. » Il y a donc intérêt à faire connaître en France les travaux qui se font sur ce point à l'étranger, surtout lorsque ces travaux émanent d'un savant et d'un clinicien de la valeur de M. Alvarenga.

Tel est le but que je me suis proposé en publiant cette traduction. On me pardonnera les nombreuses négligences de style qu'elle renferme. Je me suis attaché avant tout, et souvent aux dépens de l'élégance des phrases, à traduire fidèlement la pensée de l'auteur.

Dr E. MAURIAC.

Bordeaux, le 25 décembre 1878.

(¹) Tome IV, série 3. page 636.

LA PROPYLAMINE
LA TRIMÉTHYLAMINE
ET LEURS SELS
ÉTUDIÉS AU POINT DE VUE PHARMACOLOGIQUE ET THÉRAPEUTIQUE

APERÇU HISTORIQUE

Au mois de septembre 1872, la propylamine ou plutôt la triméthylamine a fait sa réapparition dans le champ de la thérapeutique, sous les auspices de médecins recommandables. Aujourd'hui, ses aspirations visent plus haut : elle prétend détrôner tous les médicaments antirhumatismaux et avoir une action égale, sinon supérieure, à celle des diurétiques déjà connus, des sédatifs de la circulation et des hypotherménisants.

En 1850, Wertheim, distillant la narcotine avec de la potasse ou de la soude caustique, découvrit une substance alcaline, volatile, à laquelle il donna le nom de *métacétamine*, croyant avoir affaire à un agent de la série métacétique [1].

Anderson, la même année, en traitant la codéine par la potasse, obtint une base, de semblable composition, qu'il appela *propylamine*, la supposant identique avec la propylamine véritable [2].

[1] *Annalen der Chimie und Pharmacie*, t. LXXII, p. 208. — *Journal de physique et de chimie*, t. XXV, 1859.

[2] *Annalen der Chimie und Pharmacie*, t. LXXV, p. 80; t. LXXVI, p. 377; t. LXXX, p. 52.

En 1851, Wertheim retira de la saumure du hareng une substance isomère de celle qu'il avait obtenue par la distillation de la narcotine avec la potasse et lui donna le nom de *propylamine* ([1]), rejetant celui de métacétamine qu'il avait d'abord employé.

Ainsi donc, la découverte de la substance que nous étudions peut être attribuée à Wertheim; mais ce fut Anderson qui, le premier, employa le mot propylamine, dénomination impropre, comme nous le verrons, parce que l'alcali organique obtenu était la triméthylamine et non la propylamine. Les années suivantes, cette substance fut rencontrée dans un grand nombre de végétaux et d'animaux. On la prépara de diverses façons.

Mais déjà, en 1853, quelques chimistes, se fondant sur la connaissance des ammoniaques composées, découvertes par M. Wurtz en 1849 ([2]) et par M. Hofmann en 1850 ([3]),

([1]) Hamdy, *Étude clinique et physiologique sur la propylamine et la triméthylamine.* Paris, 1873.

([2]) Cet éminent chimiste a donné le nom d'ammoniaques composées aux bases qui résultent de la substitution d'un atome d'hydrogène de l'ammoniaque simple (AzH^3) par les radicaux des alcools, tels que le méthyle CH^3, l'éthyle C^2H^5, le propyle C^3H^7, etc. On obtient alors des ammoniaques composées *primaires*, la méthylamine ($CH^3+H+H+Az$), *secondaires,* la diméthylamine (CH^3+CH^3+H+Az), et *tertiaires,* la triméthylamine ($CH^3+CH^3+CH^3+Az=C^3H^9Az$). Cette dernière formule est commune à deux autres ammoniaques composées, la propylamine et l'éthylméthylamine, dont les formules rationnelles sont néanmoins différentes, ainsi que nous le montrerons.

([3]) M. Hofmann, en substituant les quatre atomes d'hydrogène de l'ammonium par un radical alcoolique, a obtenu des bases ammoniacales dérivées de l'hydrate d'oxyde d'ammonium, comme, par exemple, l'hydrate de tétraméthylammonium :

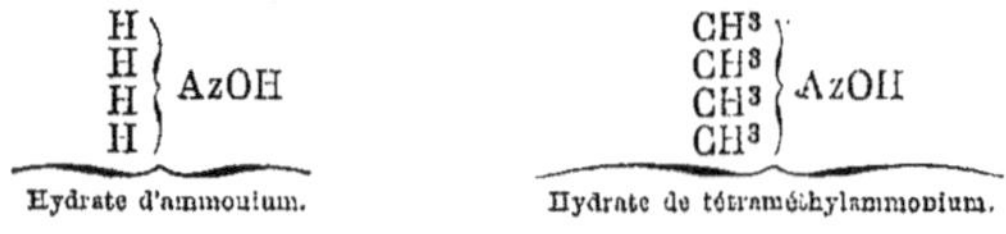

commencèrent à affirmer que la substance employée sous le nom de propylamine était la triméthylamine, son isomère. En effet, en traitant cette substance (la base alcaline extraite de la saumure de harengs) par l'iodure de méthyle, on obtient un iodure de tétraméthylammonium, qui n'est susceptible d'être formé que lorsque cet iodure agit sur une ammoniaque tertiaire ou sur une substance appartenant au groupe des amines tertiaires, comme la triméthylamine, et non pas sur une base ou amine primaire, comme la propylamine. Pour que ce résultat soit produit, il est nécessaire d'ajouter trois molécules d'un radical alcoolique, le méthyle ou l'éthyle, par exemple, ainsi que l'a démontré M. Mendius, en faisant agir un iodure d'éthyle sur la véritable propylamine, d'où il est résulté un iodure de propyltriéthylammonium.

Ces idées sur la nature des liquides qui apparurent dans le commerce sous le nom de propylamine, ont été confirmées depuis. Il a été prouvé qu'ils contenaient tantôt de la triméthylamine seule, tantôt cette dernière substance et de la propylamine, avec plus ou moins d'ammoniaque.

Enfin, dans la séance du 5 mars 1873 de la Société de Pharmacie de Paris, M. F. Wurtz, au nom d'une Commission nommée par ladite Société, et composée de MM. Baudrimont, Boudet, Yunfleich et Adrian, a présenté un excellent Rapport sur la nature des liquides connus sous

En faisant agir l'iodure de méthyle (CH^3I) sur une ammoniaque tertiaire, il se forme un iodure de base ammoniacale, le tétraméthylammonium :

$$\left. \begin{array}{l} CH^3 \\ CH^3 \\ CH^3 \\ CH^3 \end{array} \right\} AzI$$

Avec ces notions on est arrivé à démontrer que la substance livrée sous le nom de propylamine est la triméthylamine et non pas la propylamine proprement dite.

le nom de propylamine et sur d'autres questions afférentes à ce sujet.

C'est au professeur Awenarius, de Saint-Pétersbourg, que revient, dans le courant de l'année 1854, la priorité de l'emploi de la propylamine (¹) ou de la triméthylamine en thérapeutique (²). Deux ans après, ce médecin russe publia une statistique de plus de 250 cas de rhumatisme, ordinairement aigu, traités à l'hôpital Kalinkin, avec un très remarquable succès, par la propylamine extraite de l'huile de foie de morue (³). La guérison fut obtenue non seulement dans le rhumatisme simple, mais aussi dans des cas compliqués d'endopéricardite, de méningite et de paralysies.

Le Dr Néliubin, de Saint-Pétersbourg, obtint des résultats analogues dans le rhumatisme articulaire.

Selon les Drs Bourdet (⁴) et Gottard (⁵), la propylamine a été employée en 1863 par M. Desnos, qui ne publia pas les résultats qu'il obtint, parce qu'ils ne lui parurent pas concluants. En 1872, le même médecin a administré de nouveau ce médicament sans en retirer aucun avantage.

En Belgique, le Dr Guibert a publié une notice sur cet

(¹) Le liquide employé était alors appelé propylamine, nom qu'il a conservé jusqu'en 1873. A cette époque les résultats de l'analyse chimique firent qu'on lui substitua celui de triméthylamine. Cependant beaucoup de médecins lui donnent encore aujourd'hui le nom de propylamine, bien qu'ils sachent que souvent ce liquide contient seulement de la triméthylamine et d'autres fois les deux alcalis avec une plus ou moins grande quantité d'ammoniaque.

(²) *Schmidt's Jahrbücher,* vol. 99, 1858. Le *Journal de physique et de chimie,* t. XXV, donne un résumé des observations cliniques du praticien russe.

(³) 12 litres d'huile fournissent 30 grammes de propylamine. (Hamdy, *Étude clinique et physiologique sur la propylamine et la triméthylamine,* p. 21. Paris, 1873.)

(⁴) *Étude sur la triméthylamine,* p. 5. Paris, 1873.

(⁵) *De la valeur de la triméthylamine dans le traitement du rhumatisme articulaire,* p. 6. Paris, 1873.

agent thérapeutique dans la seconde édition de son *Traité des médicaments nouveaux* (Bruxelles, 1865). Il a fait sur lui-même des expériences, en 1864, et a employé la propyla-mine dans le rhumatisme, à l'intérieur et à l'extérieur.

Le Dr Gubler, dans son excellent travail : *Commentaires thérapeutiques du Codex* (1868, art. *Vulvaire*), fait mention de l'emploi médical de la propylamine, mais il est d'avis que les observations sont encore insuffisantes pour déterminer la véritable valeur de cette substance.

Le Dr Jean de Kaleniczenko, professeur à l'Université de Charkow, a administré, dans le rhumatisme, l'extrait d'huile de foie de morue, dont la vertu thérapeutique est attribuée à la propylamine. La thèse inaugurale du Dr Hamdy contient les résultats de l'expérimentation physiologique et clinique, que le médecin russe a relatés, en 1870, dans sa Note sur la propylamine et les produits organiques qui la contiennent : huile et extrait de foie de morue et plantes propylamiques. A cet égard, nous devons dire que les faits thérapeutiques rapportés par le Dr Kaleniczenko ne sont pas probants, parce que ses malades prenaient, en même temps que l'extrait de foie de morue (6 à 12 dragées), de l'iodure de potassium et une décoction de *Viburnum opulus;* de sorte qu'il est impossible de savoir au juste la part qui revient à chacun de ces médicaments.

En Amérique, le Dr John Gaston, à qui le Dr Awenarius avait communiqué les résultats de son traitement du rhuma-tisme, chercha à les vérifier. Il a publié le compte-rendu de huit années de sa pratique dans l'*Indian Journal of medecine.* En août 1872, le *Medical Press and Circular* reproduisit ce travail, qui, la même année, parut dans le *Bulletin de thérapeutique.*

Mais comme le Dr Gaston prescrivait, le premier jour,

de 75 centigrammes à 1 gramme de sulfate de quinine, ses observations ne sont pas concluantes relativement à l'action thérapeutique de la propylamine dans le rhumatisme.

Le médecin américain fut très enthousiaste de ce nouveau médicament ; il avait la certitude de guérir ou pour le moins d'améliorer constamment le rhumatisme dans l'espace de trente-six à quarante-huit heures.

En Italie, le Dr Namias, de Venise, a essayé la propylamine dans le rhumatisme et dans l'hydropisie. Il trouva merveilleuse l'action dépressive de cette substance sur le pouls et la température et la considéra comme supérieure à celle de la digitale (1). Les résultats de ces essais furent publiés dans le *Giornale veneto de scienze mediche* (giugno 1872).

Le Dr Blachez a donné un résumé des essais du Dr G. Namias dans un article publié dans la *Gazette hebdomadaire de Paris*, en juin 1873.

En France, ce fut le Dr Coze qui, le premier, expérimenta la propylamine à l'hôpital civil de Strasbourg (cette ville appartenait encore à la France). Le Dr Fargier-Lagrange a consigné les résultats de ces expériences dans sa thèse inaugurale, soutenue en juin 1870.

Les travaux du professeur Coze et de son élève passèrent inaperçus en France ; de sorte que, lorsque le Dr Dujardin-Beaumetz vint, au mois de janvier 1873, rendre compte de ses premiers essais thérapeutiques avec la propylamine, le sujet parut entièrement nouveau. En réalité, si la propylamine n'était pas alors inconnue en France, son emploi médical était nul.

Le Dr Dujardin, s'étant intéressé à l'étude clinique de la

---

(1) Ce rapprochement est inexact ou vicieux, parce que ces deux substances ne sont pas rigoureusement synergiques dans leur action sur la circulation.

triméthylamine, publia d'autres travaux dont le principal est un mémoire intitulé : *Nouvelles recherches sur la triméthylamine et sur son usage thérapeutique dans le traitement du rhumatisme articulaire aigu* (Paris, 1873). Les premières observations cliniques du Dr Dujardin-Beaumetz, faites vers la fin de 1872, ne peuvent être considérées comme rigoureusement démonstratives de la vertu thérapeutique de la propylamine ou de la triméthylamine dans le rhumatisme, parce qu'avec cette substance, il employa simultanément le sirop de morphine. Plus tard, le Dr Beaumetz fit disparaître ce sirop de sa formule. D'autres cliniciens commirent la même faute.

L'attention étant éveillée sur ce sujet, de nombreux médecins, tant à Paris que dans d'autres villes de France (Lille, Bordeaux, Marseille), prirent à cœur l'étude du médicament réhabilité et rapportèrent bientôt, les uns dans les journaux, les autres dans les Sociétés de médecine, les résultats de leurs observations. Dans cette pléiade de médecins, désireux de bien fixer la valeur thérapeutique de la propylamine, figurent les noms des docteurs Piotais, de Fougères, Albert Gottard, Bourdet, Gombault, Bouchard, Laborde, Rabuteau, Béhier, Bucquoy, Vanverts, Morisson, Masurel, Wannebroucq, Couvreur, Baudrimont, Yunfleich, Adrian, F. Wurtz, Bernutz, Besnier, Brouardel, Gintrac, Moussous, Douaud, Martineau, Mauriac (de Bordeaux) [1], Cadet de Gassicourt, etc.

Mais tous ces médecins ne se prononcèrent pas en faveur de la propylamine. Il y en eut qui dénièrent à cet alcaloïde

[1] *Contribution à l'étude du traitement du rhumatisme articulaire aigu par la propylamine et le chlorhydrate de triméthylamine,* in *Mémoires et Bulletins de la Société de Médecine et de Chirurgie de Bordeaux,* année 1874, p. 46, et *Gazette médicale de Bordeaux,* année 1874, n° 3. — N. du T.

la réputation qui l'accompagnait. De ce nombre furent quelques-uns des membres de la Société de Médecine et de Chirurgie de Bordeaux et de la Société de Médecine du Nord. Ils rapportèrent des cas dans lesquels la propylamine avait complètement échoué, laissant la maladie poursuivre indifféremment son cours ou les aggravations se produire. Ces faits cependant ne constituent pas des arguments incontestables, à cause de la variabilité de composition des liquides livrés par le commerce sous le nom de propylamine.

En Allemagne, d'après les informations que nous avons pu recueillir, la propylamine n'a pas encore été employée.

L'étude thérapeutique de la propylamine, en France, a précédé celle de son action physiologique. A ce dernier point de vue, la science doit beaucoup aux expériences du Dr A. Hamdy, qui a su les varier d'une manière remarquable et profitable.

En Portugal, où la médecine a l'habitude de suivre de près le mouvement scientifique, aucun travail n'avait été fait sur l'emploi de la propylamine ou de son isomère et de ses sels, lorsque nous commençâmes nos essais au commencement de l'année 1873, et que nous publiâmes quelques-unes de nos observations ayant trait aux maladies pour lesquelles ces substances étaient conseillées et à d'autres encore, telles que la pneumonie aiguë, l'hypercinésie cardiaque, l'érysipèle, etc., où nous avions jugé leur emploi aussi utile. Notre attention fut particulièrement fixée sur les effets produits sur la circulation, la calorification, la respiration et la diurèse. Si nous ne nous trompons, nous avons été le premier à apprécier l'action de la propylamine sur la température, la respiration et le pouls, dans toute la durée des maladies, en notant leurs modifications deux fois par jour avec la plus grande rigueur, ainsi qu'on peut le voir dans nos tableaux thermiques, sphygmiques et pneumatiques, insérés dans le présent mémoire.

Nous avons élargi depuis le champ de nos observations en employant, outre la propylamine et la triméthylamine, le chlorhydrate de propylamine et celui de triméthylamine.

Quand nous commençâmes à employer la propylamine dans le traitement du rhumatisme, nous connaissions seulement les premières observations du Dr Dujardin-Beaumetz, lesquelles ne pouvaient nous servir de guide, à cause du vice qui les entachait. Nous voulons parler de l'adjonction, dans la formule de ce médecin, du sirop de morphine, puissant calmant qui empêche d'attribuer à la propylamine tout l'effet obtenu.

Ce sont les résultats de notre observation personnelle qui constituent la base de la partie thérapeutique de ce mémoire. Nous ne dédaignons pas les faits de l'observation d'autrui, mais nous ne les admettons qu'après les avoir soumis à un examen sérieux.

Dans les questions controversées, nous avons fait de l'éclectisme, selon notre coutume. Respectueux des opinions des autres, nous ne nous abstiendrons pas de les critiquer, en nous appuyant sur le raisonnement, sur notre observation et sur celle d'autrui.

Notre but, en publiant ce modeste travail, est simplement d'appeler l'attention de nos collègues sur un médicament utile, de leur soumettre le fruit de notre étude et de notre expérience, et de leur épargner l'ennui de longues et fastidieuses recherches.

CHAPITRE PREMIER

COMPOSITION, CARACTÈRES, PRÉPARATION ET ORIGINES
DE LA PROPYLAMINE ET DE LA TRIMÉTHYLAMINE.

I

Composition, caractères et préparation.

COMPOSITION. — La propylamine et la triméthylamine sont des corps isomériques, ayant pour formule commune C^6H^9Az. Mais ces éléments sont disposés dans les deux substances d'une manière différente, ainsi qu'on peut le voir dans le tableau ci-dessous, qui donne leurs formules rationnelles.

$$\text{(Propyle) } \left. \begin{matrix} C^6H^7 \\ H \\ H \end{matrix} \right\} Az = C^6H^7Az \text{ (propylamine).}$$

$$\text{(Méthyle) } \left. \begin{matrix} C^2H^3 \\ C^2H^3 \\ C^2H^3 \end{matrix} \right\} Az = C^6H^9Az \text{ (triméthylamine).}$$

Il existe un autre isomère de ces deux substances, la méthyléthylamine ou éthylméthylamine, base qui appartient au groupe des amines secondaires, comme la propylamine à celui des amines primaires et la triméthylamine à celui des

amines tertiaires. La formule rationnelle de l'éthylméthylamine est la suivante :

$$\left.\begin{array}{l}\text{(Éthyle) } C^4H^5 \\ \text{(Méthyle) } C^2H^3 \\ \qquad\quad H\end{array}\right\} Az = C^6H^9Az \text{ (éthylméthylamine).}$$

Ainsi donc, la propylamine et la triméthylamine sont
composées, à la vérité, des mêmes éléments et dans les
mêmes proportions (6 équivalents de carbone, 9 d'hydrogène
et 1 d'azote), mais ces éléments sont différemment groupés.
La propylamine dérive du type propyle (C^6H^7) et la
triméthylamine du type méthyle (C^2H^3).

La composition des propylamines du commerce varie
beaucoup suivant les procédés de préparation, les espèces
de saumure dont elles sont extraites et le degré de
concentration de la solution alcoolique. Les analyses de
saumures de harengs faites par MM. Girardin et Marchand
montrent clairement combien est variable la richesse de ces
saumures en propylamine ou triméthylamine. La quantité
des produits alcalins, exprimée en triméthylamine, a oscillé
dans ces solutions entre 2 et 52 centigrammes par gramme ;
et encore faut-il noter que cette proportion est encore
inférieure, parce que ces produits renferment une certaine
quantité d'ammoniaque.

La propylamine de Wittmann est, d'après les expériences
du Dr Hamdy, plus active que celle de Poulenc. Le
professeur Wurtz affirme que le liquide, dit propylamine,
employé par le Dr Beaumetz dans ses premiers essais
thérapeutiques, ainsi que tous ceux que le commerce livrait
sous ce nom, étaient une solution aqueuse, plus ou moins
pure et sans graduation définie, de triméthylamine. Le
Dr Paquelin pense que ces liquides sont de la *salmurine,*
c'est-à-dire un mélange de propylamine et de triméthylamine.

Pour l'usage thérapeutique, il convient que la propylamine et la triméthylamine soient pures et toujours identiques,
ce que l'on peut obtenir, ainsi que nous le verrons. Cette
inconstance dans la composition des liquides propylamiques
et triméthylamiques donna naissance à la proposition que
fit, en janvier 1873, M. Adrian, au sein de la Société de
Thérapeutique, de substituer à ces liquides le chlorhydrate de
triméthylamine qui a une composition fixe et se trouve
suffisamment pur à l'état de cristaux prismatiques ou d'une
pâte amorphe par le fait de sa déliquescence.

Le Dr Dujardin-Beaumetz fit une proposition semblable et
fut le premier qui employa ce sel.

CARACTÈRES. — La propylamine est un liquide incolore,
d'odeur ammoniacale, très réfringent, qui s'échauffe lorsqu'on
le mêle avec de l'eau et bout à 50°. Sa solution précipite de
leurs sels respectifs les oxydes de fer, de cuivre, de plomb,
de nickel, de cobalt, de mercure et d'alumine.

La propylamine forme des sels solubles dans l'eau et
l'alcool; mais, d'après Winckler, le sulfate de propylamine est
insoluble dans l'alcool. Les solutions aqueuses des sels de
propylamine donnent un précipité blanc par le tannin, le
sublimé corrosif et le nitrate d'argent. Avec le chlorure de
platine, elles forment un sel jaune cristallin [1].

La triméthylamine est un liquide incolore, transparent,
huileux, très alcalin, à odeur ammoniacale très prononcée,
rappelant celle du poisson pourri. Il bout à 9° d'après
Hofmann et selon d'autres auteurs à 4° ou 5°. Il est soluble
dans l'eau en toutes proportions, dans l'alcool et l'éther.
Il est combustible et répand des vapeurs qui ont l'odeur de

[1] *L'Art médical,* 16 mars. Bruxelles, 1873.

la saumure de harengs, de morue, etc. Avec les acides, il forme des sels bien définis, cristallisables.

Le bromure d'éthyle, en agissant sur la triméthylamine, produit le bromure de triméthylbrométhylammonium, et l'iodure de méthyle donne naissance à l'iodure de tétraméthylammonium.

Le point d'ébullition de la triméthylamine n'est pas bien déterminé puisqu'on le fixe à 4°, 5° et 9°. M. Bourdet pense que ce bas degré d'ébullition est peut-être dû à la diméthylamine ou même à la monométhylamine (¹).

Les vapeurs de triméthylamine deviennent blanches au contact des acides chlorhydrique, bromhydrique, iodhydrique, etc., et se convertissent en chlorhydrate, bromhydrate et iodhydrate de triméthylamine. Les sels de triméthylamine exhalent une odeur de saumure, quand ils sont chauffés ou lorsqu'on les met en contact avec un alcali fixe, comme la potasse, qui décompose la triméthylamine. Ils précipitent par le tannin, l'iodure de potassium ioduré, l'iodure de plomb, de mercure et de potasse, le bichlorure de mercure et le chlorure de platine.

Des sels de triméthylamine, le principal, celui qui a été le plus employé en thérapeutique est le chlorhydrate, qui cristallise en prismes allongés et se présente cependant le plus souvent sous la forme d'une substance amorphe à cause de sa déliquescence. Ce sel n'exhale pas l'odeur forte de poisson pourri de la triméthylamine.

La propylamine se distingue de la triméthylamine par l'odeur, le degré d'ébullition, qui est de 4° à 9° pour la première et de 49° à 50° pour la seconde, et par la réaction de l'iodure d'éthyle qui donne naissance à l'iodure de

---

(¹) *Étude sur la triméthylamine,* p. 14. Paris, 1873.

tétraméthylammonium avec la première, et à l'iodure de propyltriéthylammonium avec la seconde. La propylamine pure diffère de son autre isomère, l'isopropylamine, par son degré d'ébullition (celui de cette dernière est situé entre 31°5 et 32°) et par la forme cristalline de son chloroplatinate. Ce sel, obtenu par M. Silva, forme des cristaux orangés très distincts qui ont la forme du prisme clinorhombique ([1]).

Préparation. — En faisant agir l'hydrogène naissant sur le cyanure d'éthyle, Mendius a obtenu la propylamine véritable, pure.

Le Dr Silva a retiré la propylamine pure de l'alcool propylique, en convertissant l'iodure de propyle en cyanate et cyanure par le moyen du cyanate d'argent, et en décomposant ensuite le mélange de ces deux éthers par la potasse. La propylamine qui se produisit ainsi, fut convertie en chlorhydrate, lequel fut décomposé à son tour par la baryte anhydre, et la base organique resta séparée ([2]).

C'est de la saumure de harengs qu'on extrait ordinairement la propylamine du commerce, au moyen du procédé employé par le professeur Néliubin, de Saint-Pétersbourg. Ce procédé se réduit, d'après les docteurs Wurtz, Beaumetz et Hamdy, à distiller la saumure avec de la potasse ou de la chaux dans un appareil à distillation, dont le récipient condensateur est rempli d'eau froide; l'ammoniaque et la triméthylamine s'exhalent en vapeurs qui sont recueillies dans le récipient où elles se condensent ([3]).

On sature le liquide avec l'acide chlorhydrique, et l'on

([1]) Bourdet, *Thèse cit.*, p. 34.
([2]) Bourdet, *Op. cit.*, p. 33.
([3]) Suivant quelques-uns, la saumure de harengs contient aussi une petite quantité de propylamine véritable; dans ce cas, cette substance se développerait également et passerait avec les autres.

forme alors du chlorhydrate d'ammoniaque et du chlorhydrate de triméthylamine. On fait évaporer le liquide à
l'aide d'une douce chaleur jusqu'à siccité, et on traite le
résidu par l'alcool absolu, lequel dissout le chlorhydrate
de triméthylamine et non celui d'ammoniaque. On prend
alors la solution alcoolique, et on lui ajoute de l'hydrate de
chaux, lequel met en liberté la triméthylamine, qui en
s'évaporant est reçue dans un vase contenant de l'eau
froide.

C'est cette solution de triméthylamine, obtenue de cette
façon, qui a été employée pendant longtemps, sous le nom
de propylamine. Celle du Dr Dujardin-Beaumetz était une
mixture d'ammoniaque et de triméthylamine en solution
dans l'eau, ayant une densité de 0,9634. Dix gouttes de
ce liquide pesaient 0^{gr}576 (¹).

On peut retirer par le même procédé la triméthylamine
de la saumure des autres poissons et de l'huile de foie de
morue.

Quand la saumure contient aussi de la propylamine et
que celle-ci est passée dans la solution, on peut la séparer
de la triméthylamine, d'après M. Wurtz, en condensant les
vapeurs qui passent à une température de 78°, parce que le
degré d'ébullition de la triméthylamine est de beaucoup
inférieur à cela.

On a fait connaître d'autres procédés pour préparer la
propylamine; mais nous ne les décrirons pas, comme étant
étrangers à notre but principal.

On prépare la triméthylamine de la même façon que la
propylamine, ou artificiellement, au moyen de réactions qui
réunissent les éléments dont elle se compose, ou encore en
l'extrayant des corps qui la contiennent naturellement.

(¹) Dujardin-Beaumetz, *Op. cit.,* p. 11.

Ainsi, en traitant la biméthylamine par l'éther méthylo-bromhydrique, on forme le bromhydrate de triméthylamine, lequel, traité par la chaux, laisse libre la triméthylamine. Il faut donc obtenir d'abord la biméthylamine, qu'on produit en faisant agir l'éther méthylobromhydrique sur la méthylamine.

On voit clairement dans les formules suivantes l'enchaînement des réactions [1] :

$$\underbrace{C^2H^5Az}_{\text{Méthylamine.}} + \underbrace{C^2H^3Br}_{\substack{\text{Éther} \\ \text{méthylo-bromhydrique.}}} = \underbrace{C^4H^7AzHBr}_{\substack{\text{Bromhydrate} \\ \text{de biméthylamine.}}}$$

$$\underbrace{C^4H^7Az}_{\text{Biméthylamine.}} + \underbrace{C^2H^3Br}_{\substack{\text{Éther} \\ \text{méthylo-bromhydrique.}}} = \underbrace{C^6H^9AzHBr}_{\substack{\text{Bromhydrate} \\ \text{de triméthylamine.}}}$$

Nous avons déjà indiqué la manière de retirer la triméthylamine de la saumure de harengs, qui est sa source principale.

Il existe d'autres procédés de préparation, que nous passons sous silence, parce que le sujet est d'un moindre intérêt pour le médecin.

Dans un flacon contenant de la triméthylamine, et duquel on soutire peu à peu cet alcali, il paraît qu'il se forme successivement de l'ammoniaque, parce que l'odeur de ce dernier est de plus en plus prononcée, tandis que celle de la triméthylamine va, au contraire, en diminuant.

La réaction suivante montrera comment se forme l'ammoniaque :

$$\underbrace{Az\begin{cases}CH^3\\CH^3\\CH^3\end{cases}}_{\text{Triméthylamine.}} + 3\;\underbrace{\begin{vmatrix}H\\H\end{vmatrix}O}_{\text{Eau.}} = \underbrace{Az\begin{cases}H\\H\\H\end{cases}}_{\text{Ammoniaque.}} + \underbrace{3(CH^3,OH)}_{\text{Alcool méthylique [2].}}$$

[1] Dujardin-Beaumetz, *Op. cit.,* p. 6. Paris, 1873.
[2] Gottard, *De la valeur de la triméthylamine,* p. 14. Paris, 1873.

De là il résulte que vers le fond du bocal, le liquide est moins riche en triméthylamine. La volatilité de la triméthylamine rend difficile sa conservation.

Des sels triméthylamiques, le seul qui ait été employé comme médicament, est le chlorhydrate de triméthylamine, dont la formule est Az $(CH^3)^3$ HCl.

On obtient ce chlorhydrate par la conversion de l'iodure de méthyle (CH^3I) en iodure de triméthylammonium, lequel, traité par la soude caustique, laisse se développer la triméthylamine. Cette dernière est recueillie dans de l'eau acidulée avec de l'acide chlorhydrique, et c'est alors que se forme le chlorhydrate de triméthylamine. On évapore le liquide, on lave le résidu avec l'alcool, on redissout et on fait cristalliser.

Dans une des sessions du *British pharmaceutical Conference,* M. Graves a indiqué le moyen d'extraire de la raie le chlorhydrate de triméthylamine.

Il a conservé pendant quatre jours deux raies, qui pesaient approximativement 5 kilogrammes ; il les a coupées en morceaux et les a fait distiller dans un alambic de cuivre avec de l'eau et du carbonate de soude. Le produit de la distillation, qui avait une odeur forte et était coloré en bleu par le cuivre, fut neutralisé par l'acide chlorhydrique et ensuite concentré. Il enleva le cuivre à l'aide de l'acide sulfurique, et le liquide fut de nouveau distillé avec la potasse caustique. Le produit de l'évaporation fut reçu dans de l'acide chlorhydrique. Ce liquide fut évaporé jusqu'à siccité pour perdre son excès d'acide, et ensuite traité par l'alcool, qui sépara le chlorhydrate de triméthylamine du chlorhydrate d'ammoniaque.

Le chlorhydrate de triméthylamine est un sel blanc jaunâtre. Bientôt après sa préparation, il se présente sous la forme de cristaux prismatiques allongés. Il devient déliquescent peu à peu et prend l'aspect d'une substance amorphe. Il répand une odeur ammoniacale et de poisson pourri.

II

Origines naturelles de la propylamine et de la triméthylamine.

ORIGINE VÉGÉTALE. — Les végétaux qui contiennent la triméthylamine sont nombreux. Dans la famille des *Chénopodiacées*, se trouve le végétal propylamique peut-être le plus important (¹). Nous voulons parler du *Chenopodium vulvaria* (en Portugais : *fedegosa*, fétide), ainsi nommé à cause de l'odeur de ses feuilles, qui a été comparée à celle qu'exhalent les parties génitales de la femme pendant la période menstruelle.

Ce fut le chimiste Dessaignes qui, en 1854, découvrit la propylamine ou plutôt la triméthylamine dans cette plante. Chevalier et Lassaigne, étudiant en 1817 l'extrait du *Chenopodium*, avaient cru avoir affaire à du sesquicarbonate d'ammoniaque, qu'ils supposaient être produit par la putréfaction d'une matière animale existant dans ce végétal. C'était la triméthylamine.

Wicke croit avoir découvert dans les feuilles du *Chenopodium* des glandes sécrétoires de la triméthylamine, qu'elles laissent spontanément transsuder. Il suffit de couvrir un pied de cette plante avec une cloche enduite à l'intérieur d'une solution aqueuse d'acide chlorhydrique, pour obtenir

---

(¹) Ce fut J. de Kaleniczenko, professeur à l'Université de Charkow, qui donna à ces végétaux le nom de *plantes propylamiques*. Le docteur Dujardin-Beaumetz a proposé de leur donner la dénomination plus appropriée de *plantes triméthylamiques*.

la triméthylamine, qui se dépose à sa surface interne en formant un chlorhydrate. En approchant de la même plante une baguette imprégnée d'acide chlorhydrique, on voit se dégager des vapeurs blanches de chlorhydrate de triméthylamine ([1]). Quand nous visitâmes la province de Pernambuco, au Brésil, on nous montra la *fedegosa (Chenopodium vulvaria)* qui croît en abondance dans ce pays. Cette plante y est employée depuis un temps immémorial dans le traitement du rhumatisme, sans qu'on ait jamais eu la moindre notion de l'existence de l'alcali organique, dont le nom était là-bas entièrement inconnu. Les Brésiliens emploient cette plante en infusion, comme moyen sudorifique, dans le rhumatisme et la bronchite. Le Dr Kaleniczenko, de Russie, la prescrit dans ces maladies et dans les ulcères atoniques.

Le *Chenopodium ambrosioides* (herbe fourmilière ou ambroisie de Mexico) fournit aussi la triméthylamine.

Dans la famille des Rosacées, il faut noter les espèces suivantes :

Cratœgus oxyacantha (aubépine à écorce verte ou ronce ordinaire à fleur blanche, épine-vinette). C'est des fleurs récemment épanouies de l'aubépine que Vicke a extrait la propylamine en 1854. Wittsteim a aussi démontré l'existence de la triméthylamine dans ce végétal.

Cratœgus monogyna, C. coccinea, C. crusgalli, C. calpodendron. Sorbus aucuparia, S. domestica (sorbier), S. canadensis, etc. *Pyrus communis (poirier).*

Dans la famille des Caprifoliacées, les principales espèces propylamiques sont :

Viburnum opulus, V. lantana, V. pyrifolium. Sambucus ebulus, S. nigra (sureau), S. racemosa.

([1]) *L'Art médical,* n° 4. Bruxelles, 1873.

D'après le Dr Kaleniczenko, le *Viburnum opulus* était d'un usage populaire en Russie dans le traitement des scrofules, du catarrhe chronique et de la toux sénile.

Dans la famille des Asclépiadées, il y a de nombreuses espèces qui, à l'époque de la floraison, exhalent une odeur analogue à celle de la *fedegosa*, mais beaucoup plus prononcée. Il faut citer dans cette famille les espèces suivantes : *Stapilea grandiflora, S. hirsuta, Huernia tubata, Aptherantus goussoniana.*

L'odeur fétide qu'exhale la *Rafflesia Arnoldi,* surnommée la reine des plantes propylamiques, se fait sentir, selon Kaleniczenko, à plus de cent mètres (¹). Hetel, professeur à l'École de médecine navale de Brest, affirme que les feuilles de cette plante contiennent de la triméthylamine (²).

Mentionnons dans la famille des Crassulacées le *Cotyledon umbilicus.*

Dans la famille des Champignons nous citerons les espèces suivantes :

Phallus impudicus, dont le suc abonde en triméthylamine. Ce végétal contient, d'après le professeur de Kaleniczenko qui l'emploie fréquemment, une grande quantité de triméthylamine.

Sphacelia segetum (ergot de seigle), d'où Winckler a retiré de la triméthylamine en 1852. Selon Wiggers, cette substance existe dans l'ergot à l'état de formiate. Selon Winckler elle est combinée avec l'acide apocrémique (³). Le Dr Hermann a rencontré la triméthylamine dans l'huile fixe de l'ergot de seigle.

Quand on traite par la potasse quelque farine contenant de l'ergot de seigle, on sent se dégager l'odeur caractéris-

---

(¹) Hamdy, *Op. cit.,* p. 10. — Gottard, *Op. cit.,* p. 16.
(²) *Arch. de méd. nav.,* t. II. Paris, 1864.
(³) *L'Art médical,* n° 4, p. 63. Bruxelles, 1873.

tique de la triméthylamine. Cette circonstance fut utilisée par Wittsteim pour reconnaître la présence de cette substance dans une farine suspecte.

Il convient de faire observer que l'existence de la propylamine ou de la triméthylamine n'a pas été démontrée dans toutes les espèces végétales mentionnées plus haut. Elle est seulement soupçonnée dans quelques-unes, à cause de l'odeur ammoniacale très prononcée qu'elles répandent.

ORIGINE ANIMALE. — De nombreux poissons fournissent la propylamine ou la triméthylamine. Nous mentionnerons les suivants :

Clupea harengus (hareng commun), C. alosa, C. sprattus (sardine commune);

Acipenser huso (grand esturgeon), A. ruthenus (petit esturgeon), A. sturio (esturgeon commun).

Au dire du Dr Kaleniczenko, cité par les Drs Hamdy et Gottard, les médecins russes conseillent, dans les catarrhes chroniques et la tuberculose pulmonaire au début, diverses préparations de ces poissons comme alimentation [1].

On a extrait déjà du genre *Raja* (raie) une grande quantité de triméthylamine.

L'huile de foie de morue *(Gadus morrhua)* contient environ 3 p. 100 de propylamine et d'ammoniaque. Les espèces *Gadus callarius, G. carbonarius* et *G. merlangus* en contiennent aussi.

C'est à la triméthylamine que quelques médecins, Awenarius, Kaleniczenko, Coze, attribuent la principale vertu thérapeutique de l'huile de foie de morue.

---

[1] On prépare avec les diverses espèces d'esturgeons un mets estimé appelé en Russie *Balik gordo*. Ce sont les muscles dorsaux de ces poissons, imprégnés de la graisse du tissu cellulaire liquéfiée par la chaleur. Les voyageurs font provision de *balik*.

Enfin, la propylamine ou la triméthylamine ont été rencontrées dans l'urine, le guano, le sang (Winckler, Dessaignes, Hess) et dans la fermentation de l'appareil digestif des ruminants (Perret); dans la levûre de bière, et dans certains vins privés de leur alcool (Ludwig, Bilhausen) (¹).

Le chimiste Dessaignes est d'avis que la triméthylamine qui provient des poissons en décomposition, doit son origine à la triméthylurée, comme l'urée dans les autres animaux produit l'ammoniaque. Cette opinion nous paraît défectueuse parce qu'elle laisse sans explication la production de la triméthylamine dans les végétaux. La triméthylamine, comme la propylamine, est ou un produit naturel, que l'économie prépare, élabore, ou le résultat de la réaction de certains éléments, dans des conditions spéciales.

Nous nous sommes suffisamment étendu sur l'origine chimique de la propylamine et de la triméthylamine, lorsque nous avons traité de la préparation de ces deux substances.

Winckler pense que le principe odorant de l'urine, de la sueur et du sang, est probablement la propylamine (²).

(¹) *L'Art médical,* nᵒ 4, p. 62. Bruxelles, 1873.
(²) *Id.,* p. 63.

CHAPITRE II

ACTION PHYSIOLOGIQUE DE LA PROPYLAMINE, DE LA TRIMÉ-
THYLAMINE ET DES CHLORHYDRATES DE CES BASES.

I

Notions préliminaires.

Lorsque, dès les premiers mois de l'année 1873, nous commençâmes nos essais sur l'emploi thérapeutique du liquide appelé propylamine, qu'on a reconnu depuis être une solution de triméthylamine avec quelque peu d'ammoniaque, on ne faisait pas mention dans les journaux et les Sociétés de médecine qui s'occupaient alors de l'étude de ces substances, de leurs effets sur l'économie saine. Toutes les vues convergeaient vers l'action thérapeutique. En employant ces alcalis organiques sur une large échelle dans le traitement du rhumatisme et d'autres maladies, nous avons noté avec soin les modifications qu'éprouvent les divers appareils et fonctions, et nous avons cherché à déterminer quelle était leur action sur les individus sains, en nous soumettant nous-même à l'expérimentation physiologique.

Plus tard parurent quelques dissertations dans lesquelles étaient consignés les résultats des expériences faites sur les animaux et sur l'homme. Parmi ces travaux figurent la thèse inaugurale du Dr Aïssa Hamdy d'Égypte *(Étude chimique et physiologique sur la propylamine et la triméthylamine,* Paris, 1873), soutenue à la Faculté de médecine de Paris le 15 mai 1873, et les mémoires des docteurs Bourdet *(Étude sur la triméthylamine;* Thèse de doctorat, Paris, 1873), Gottard *(De la valeur de la triméthylamine dans le traitement du rhumatisme articulaire;* Paris, 1873), Dujardin-Beaumetz *(Nouvelles recherches sur la triméthylamine et sur son usage thérapeutique dans le traitement du rhumatisme articulaire aigu;* Paris, 1873). Ce dernier avait publié auparavant, en septembre 1872, les résultats de ses premières observations dans le rhumatisme articulaire aigu. Des articles plus ou moins intéressants ont été publiés dans divers journaux de médecine. On doit cependant observer que les archives de la science contenaient déjà des expériences, en petit nombre à la vérité, que des médecins dévoués à l'étude et soucieux des progrès de la thérapeutique avaient faites sur eux-mêmes. Les premiers écrits que nous fîmes paraître sur ce sujet dans la *Gazette médicale de Lisbonne,* datent du milieu de l'année 1873. Nous y consignions les résultats de notre observation commencée au mois de février de la même année.

Comme nous attachons une très grande importance, pour l'appréciation des effets des médicaments sur l'économie, à l'expérimentation clinique, nous ne manquerons pas d'indiquer les résultats des expériences faites sur les animaux et sur l'homme sain. Les thèses des docteurs Aïssa Hamdy et Bourdet, qui nous ont paru être les travaux les plus complets sur ce sujet, nous serviront de guide.

II

Résultats des expériences sur les animaux
avec la propylamine du commerce.

ACTION LOCALE. — 1° *Nerfs*. — L'excitabilité nerveuse augmente dès le début, d'où l'agitation, les contractions et la douleur ; elle diminue et s'éteint ensuite, d'où la dysmyosthénie, l'amyosthénie ou paralysie et l'insensibilité. Cette dernière précède la paralysie du mouvement. Ces effets se manifestent autant sur les racines des nerfs rachidiens que sur les cordons nerveux de la moelle proprement dite. L'examen histologique des nerfs touchés par la propylamine fait voir que les fibres nerveuses isolées sont ternes et opaques. La myéline est coagulée sous forme de petites granulations, ce qui enlève au nerf sa transparence normale.

2° *Muscles*. — Leur couleur, lorsqu'ils ont été touchés par la propylamine, devient plus foncée. Il se produit des contractions fibrillaires et l'irritabilité musculaire disparaît ensuite. A l'examen miscroscopique on constate une striation moins apparente et les fibres deviennent granuleuses.

Si l'on applique sur la surface du cœur de la propylamine, il perd à l'instant son irritabilité. Les fibres musculaires des vaisseaux capillaires sont aussi paralysées, d'où résulte un arrêt de la circulation à leur niveau. Ils sont dilatés et gorgés de sang pendant que dans les régions voisines la circulation capillaire continue à se faire régulièrement.

Le docteur Hamdy fait remarquer que les effets de la propylamine sur les muscles ne dépendent pas seulement de l'imbibition du tissu musculaire par cette substance, mais aussi de son absorption par les vaisseaux du muscle touché.

Ce qui le prouve, c'est que, si l'on empêche cette absorption en pratiquant la ligature de l'aorte de l'animal soumis à l'expérience, les effets sont beaucoup plus tardifs et se produisent plus difficilement. Il faut alors faire cinq ou six applications de propylamine.

3° *Sang*. — Si l'on ajoute une goutte de propylamine à du sang placé sous le champ du microscope, on voit les globules pâlir et se dissoudre rapidement. Examiné au spectroscope, ce sang ne présente aucune modification, d'où il résulte que l'hémoglobine n'a pas perdu son oxygène, puisqu'elle continue à donner les deux raies d'absorption. La propylamine n'est donc pas anoxémiante. Les globules *hémoglobiniques* (nous donnons ce nom aux hématies parce qu'il nous paraît plus expressif) de la grenouille offrent leurs contours moins distincts. Ils sont comme un peu diffluents.

Les petits globules brillants qui circulent librement à l'état normal dans le sang de ces animaux sont adhérents et fixes. Le Dr Hamdy dit que, dans ses expériences, il a toujours vu le sang transsuder en plus grande abondance par les plaies, après l'emploi de la propylamine. Le Dr Fargier-Lagrange signale, parmi les effets produits sur l'homme, un certain degré de liquéfaction du sang qu'il attribue à la nature alcaline de la propylamine.

ACTION GÉNÉRALE. — 1° *Système nerveux cérébro-spinal et ganglionnaire; appareil musculaire*. — Les effets généraux de la propylamine sur le système nerveux présentent deux périodes : une d'excitation, et une de collapsus. Dans la première, il y a une augmentation de l'excitabilité nerveuse qui se traduit par une exagération de la sensibilité, une plus grande activité, par des mouvements, des secousses, des convulsions et ensuite par des spasmes tétaniques accompagnés d'irrégularités et plus tard de la suspension de la respiration, et d'un ralentissement de la circulation. Dans la seconde, il y a de la paresse cérébrale, du sommeil, de l'engourdissement. Les mouvements volontaires sont rares. Il y a de la résolution musculaire qui peut aller jusqu'à la paralysie complète, insensibilité et collapsus de la respiration et de la circulation centrale et périphérique avec dilatation des capillaires. Cet état a été appelé *propylamisme, empoisonnement propylamique.* Si l'animal ne succombe pas, tous ces phénomènes disparaissent et il recouvre son état normal.

La première période, ou période convulsive, peut manquer ou être tellement rapide qu'elle passe inaperçue. La seconde période se manifeste immédiatement par la perte de la sensibilité et des mouvements réflexes.

Les convulsions propylamiques sont dues à la superexcitabilité de la moelle, comme celles de la strychnine, et non à l'exagération myosthénique ou superexcitabilité musculaire. Ce qui le prouve, c'est que lorsqu'on coupe les nerfs d'un membre ou qu'on produit leur paralysie par le curare, les convulsions n'ont pas lieu. Si, au contraire, on laisse les nerfs intacts en interrompant la circulation dans ce membre par la ligature de l'artère iliaque, les convulsions se produisent.

Le chloroforme qui exerce une action dépressive, paralysante sur la moelle, confirme ces résultats expérimentaux, en faisant cesser les convulsions propylamiques. Cependant la propylamine paraît exciter un peu directement les muscles, puisqu'il se produit dans ceux-ci quelques mouvements, même après que les nerfs ont été coupés et que les convulsions dont le membre privé de sa circulation est le siége, sont moins prononcées que dans le membre du côté opposé, où la circulation n'a pas été interrompue et où, par conséquent, la propylamine a été transportée. La propylamine à doses très élevées ou administrée en inhalations éteint rapidement l'excitabilité nerveuse motrice et plus tard l'irritabilité musculaire.

Le Dr Dujardin-Beaumetz dit qu'on peut injecter dans le tissu cellulaire sous-cutané d'un lapin jusqu'à 5 grammes de propylamine du commerce ou de chlorhydrate de triméthyla-mine, sans produire de convulsions, et que si l'animal succombe, la mort ne doit pas être attribuée à l'action toxique de cette substance, mais aux graves désordres causés par son action caustique.

Le défaut de réaction de l'animal propylaminisé dépend de la perte d'excitabilité des centres nerveux et non de l'abolition de la sensibilité des nerfs, ainsi que le prouve une des expériences du Dr Hamdy (la dixième). Cette expérience démontre qu'il existe une certaine analogie d'action entre la propylamine et les anesthésiques. La période d'excitation est moins prononcée et de plus courte durée, et le sommeil moins fort, avec la propylamine.

La perte de l'excitabilité du système nerveux ganglionnaire est postérieure, comme on doit le supposer, à celle du centre cérébro-spinal. En effet, le cœur continue à battre pendant un certain temps, au bout duquel ses pulsations deviennent faibles et lentes au point de ne plus faire arriver le sang jusqu'aux capillaires, qui sont un peu rouges, malgré leur état de relâchement.

Le plus ordinairement, on constate la paralysie des nerfs moteurs rachidiens avant celle du cœur, et en dernier lieu celle du système musculaire. La paralysie du centre nerveux est la première qui se manifeste.

2° *Appareil circulatoire.* — A. *Cœur.* — Avec de petites

doses de propylamine et tant que la superexcitabilité générale n'est pas développée, on n'observe rien à noter du côté du cœur ; mais dès que celle-ci commence à se produire, les mouvements cardiaques deviennent plus lents et ensuite plus faibles, surtout dans la période de collapsus ou de résolution musculaire. A la lenteur et à la faiblesse des pulsations cardiaques s'ajoute encore leur irrégularité. Avec des doses élevées, toxiques, l'action du cœur se suspend. Il s'arrête toujours en diastole quelque temps après l'abolition de l'excitabilité du centre nerveux cérébro-spinal.

Le Dr Hamdy, s'appuyant sur ses expériences, fait les réflexions suivantes sur la cause du retard des pulsations ou révolutions cardiaques : ce retard commençant à se produire dans la première période, en même temps que la superexcitabilité motrice, on peut supposer qu'il est dû à la superexcitabilité du bulbe et des pneumogastriques, l'action modératrice de ces nerfs étant exagérée *ipso facto*, d'où la lenteur des mouvements du cœur. Mais cette lenteur est accompagnée de l'augmentation de la tension artérielle, comme nous le verrons. Or, ces deux phénomènes, lenteur des pulsations cardiaques et augmentation de la tension artérielle simultanées, se produisent lorsqu'il existe une gêne dans la circulation des capillaires, et que ces petits vaisseaux contractés présentent une plus grande résistance à l'ondée sanguine. La lenteur des mouvements du cœur doit être attribuée dans ce cas à l'excitation des nerfs vagues, qui augmente leur action modératrice. La tension artérielle est diminuée.

Cette opinion ne nous paraît pas devoir être entièrement acceptée. Les expériences physiologiques de la section et de la galvanisation des nerfs vagues ont permis de constater, dans le premier cas, une augmentation du nombre des pulsations cardiaques avec une diminution de la pression du sang dans l'appareil circulatoire, et tout le contraire dans le second cas. L'augmentation de la tension artérielle notée par le Dr Hamdy est insignifiante et passagère, comme nous le verrons.

Les expériences du Dr Hamdy prouvent que la sténose des capillaires apparaît avant que le cœur soit affecté, et que la paralysie des pneumogastriques par le curare n'empêche pas la production de la lenteur des pulsations cardiaques sous l'influence de la propylamine.

Après s'être livré à ces réflexions, le Dr Hamdy ne conclut pas. Il n'indique pas quelle est la cause ou l'origine du phénomène. Il se contente de dire que les expériences sur les grenouilles curarisées et soumises à l'action de faibles doses de propylamine lui ont démontré que, les capillaires se trouvant déjà contractés, le cœur n'était pas sensiblement retardé dans ses mouvements, ce qui laisse supposer que le nerf vague a quelque influence sur le retard ou la lenteur des mouvements cardiaques. Mais alors quelle est l'origine principale, la cause primordiale de la fréquence des mouvements du cœur?

Si l'on élimine, avec le Dr Hamdy, l'excitation des nerfs vagues comme cause principale de la lenteur des mouvements cardiaques, il faudrait attribuer cette dernière soit à la paralysie du sympathique, des ganglions et nerfs automoteurs du cœur, soit à la paralysie incomplète du muscle cardiaque par action directe, immédiate de la propylamine. La première hypothèse n'est pas probable, parce que, dans cette période d'action du médicament, le centre nerveux cérébro-spinal, avec lequel le grand sympathique a de si intimes relations, se trouve être en état d'excitation. Or, ce dernier nerf ne doit pas être paralysé, mais au contraire excité, comme semble le démontrer l'état de contraction des capillaires, qui est manifeste dans la première période. La seconde hypothèse n'est pas davantage probable : 1° parce qu'on ne peut supposer que la même substance soit en même temps excitante du système nerveux et paralysante du système musculaire qui est sous sa dépendance ; 2° parce qu'on constate, dans cette période, la sténose des petits vaisseaux, ce qui prouve l'excitation de leur tunique musculaire. Nous croyons qu'au début l'action excitante de la propylamine, peu prononcée, s'exerce sur le centre nerveux cérébro-spinal, et principalement sur le grand sympathique, d'où résultent une légère diminution de l'action du cœur causée par une petite augmentation de l'excitabilité du centre ou des nerfs modérateurs cardiaques, et le resserrement des petits vaisseaux produit par l'exagération de l'activité vaso-motrice. Le ralentissement des mouvements du cœur, dans la première période, procéderait de la sorte de deux facteurs : contraction des petits vaisseaux (avec augmentation de la tension artérielle) et diminution de l'activité cardiaque. Dans quelques expériences, le cœur n'a pas paru être influencé au début, ce qui s'explique par ce fait que l'augmentation de la force modératrice des nerfs vagues a été compensée par une plus grande excitation du grand sympathique, des ganglions et nerfs automoteurs cardiaques. Cette action excitante de la propylamine, devenant ensuite plus forte, épuise l'activité nerveuse et produit le collapsus, d'où la diminution plus ou moins prononcée de l'activité du grand sympathique, des ganglions et nerfs automoteurs du cœur. Bien que cet organe ne soit pas soumis à l'action modératrice des nerfs vagues, il se contracte moins souvent et plus faiblement, par suite de l'affaiblissement de ses agents moteurs directs.

Le relâchement musculaire augmente. C'est une conséquence du collapus général de l'économie, de la diminution des métamorphoses organiques, nutritives, etc.

B. *Capillaires*. — Ces vaisseaux subissent l'influence du médicament, avant le cœur, ainsi que nous l'avons dit : ils se contractent ([1]), pâlissent, et leur circulation devient moins active. Ces phénomènes, qui s'observent dans la première période, se produisent rapidement (au bout de 2 à 4 minutes) et avec de petites doses de propylamine, insuffisantes pour modifier l'action du cœur. Ils dépendent de l'excitation du grand sympathique et en particulier des vaso-moteurs, et peut-être, ajoute le Dr Hamdy, de l'excitation des fibres musculaires de ces vaisseaux.

Dans la seconde période, les capillaires se dilatent, à cause de la paralysie du sympathique, et la circulation continue à se faire lentement, puis irrégulièrement, et enfin elle se suspend. Ces vaisseaux restent flasques, bien que le cœur ait encore des contractions lentes, faibles et irrégulières; mais la force de propulsion de l'ondée sanguine n'est plus suffisante pour les dilater.

C. *Tension artérielle*. — Au début, dans la première période, la tension artérielle augmente, parce que la force contractile des petites artères se trouve alors exagérée, et que la force impulsive du cœur persiste sans altération. Plus tard, dans la seconde période, la tension artérielle diminue, parce que ces deux facteurs (rétraction des petits vaisseaux et impulsion cardiaque) diminuent.

Il convient de faire observer que l'augmentation de la tension artérielle est faible et que sa diminution est le fait dominant et persistant. Dans quelques expériences, après

---

([1]) Le calibre des petits vaisseaux a diminué en moyenne d'un tiers, dans les expériences.

que la tension a été diminuée, une nouvelle injection de propylamine abaisse encore davantage la tension artérielle, sans l'augmenter au préalable. C'est que les doses exagérées de propylamine annihilent vite l'action des centres nerveux, des nerfs et des muscles.

Le Dr Hamdy, en paralysant les nerfs vagues d'une grenouille avec le curare, et en injectant ensuite la propylamine, a observé les mêmes variations dans la tension artérielle. Celle-ci, toutefois, diminuait plus lentement. Cet expérimentateur conclut de là que l'augmentation et la diminution de la tension artérielle ne dépendent pas de l'action des nerfs vagues. Cependant, comme l'abaissement de la tension était plus lent à se faire que lorsque ces nerfs étaient intacts, le Dr Hamdy pense qu'au début du propylamisme, le centre bulbo-spinal se trouvant plus excité, l'action modératrice des vagues pourrait contribuer à produire cet abaissement de tension, le cœur et les vaso-moteurs n'étant pas alors suffisamment affaiblis pour qu'on puisse leur attribuer ce résultat.

Notre confrère nous paraît avoir fait une confusion. Si dans la première période il y a une augmentation de la tension artérielle et une augmentation simultanée de l'action modératrice des nerfs vagues (consécutive à l'augmentation de leur excitabilité ou de celle de leur centre), comment celle-ci peut-elle être la cause de celle-là, puisqu'il est admis que l'excitation des nerfs vagues ralentit les mouvements cardiaques?

Nous sommes d'avis, en nous appuyant sur les propres expériences du Dr Hamdy, que l'augmentation de la tension artérielle dans la première période est l'effet de la sténose des petits vaisseaux, des capillaires. Mais, dira-t-on : Vous n'expliquez pas de cette manière l'exagération de l'action modératrice des nerfs vagues? Nous l'expliquons parfaitement. Dans la première période, il y a augmentation de l'excitabilité non seulement du centre cérébro-spinal, mais aussi du grand sympathique, des ganglions et des nerfs moteurs du cœur, et l'excitation cardiaque provoquée par le sympathique peut bien annuler, neutraliser ou équilibrer l'action contraire (modératrice) des nerfs vagues. L'augmentation de la tension artérielle, en général assez faible, reconnaîtrait alors pour cause l'état de contraction exagérée dans lequel se trouvent les petits vaisseaux par le fait de la propylamine. Si l'excitabilité du système ganglionnaire surpasse celle des nerfs vagues, un autre facteur de la tension artérielle (une plus grande force impulsive du cœur) viendra se joindre au premier. Comme il peut y avoir une très grande variété dans l'action et la combinaison de ces deux facteurs de la tension artérielle (force impulsive du cœur et contraction des petits vaisseaux), il peut en exister aussi dans celle-ci, c'est-à-dire dans le degré de tension, ce que démontrent les expériences du Dr Hamdy.

Ces expériences prouvent aussi que l'augmentation de la tension artérielle *est plus forte et plus durable*, quand les nerfs vagues sont paralysés par le curare. Ce fait confirme l'interprétation que nous donnons, parce que la paralysie des vagues détermine l'exagération des mouvements cardiaques, les agents moteurs du cœur agissant librement.

Quant à la diminution de la tension artérielle dans la seconde période, l'explication qu'en donne notre distingué confrère d'Égypte nous paraît évidente. Ce phénomène a sa raison d'être dans le *déficit* d'action des agents moteurs du cœur, d'où la lenteur et la faiblesse de cet organe, et dans celui des fibres musculaires des vaisseaux, d'où leur relâchement, leur dilatation. La diminution de la tension artérielle se produit, dans cette seconde période, d'après les expériences de M. Hamdy, avec plus de rapidité et d'énergie, lorsque les pneumogastriques n'ont pas été paralysés par le curare ou lorsque, après l'avoir été, le curarisme a disparu. Ainsi, le rôle que nous avons attribué aux nerfs vagues dans les modifications de la tension artérielle doit être vrai. Ces nerfs, en effet, en exerçant leur action modératrice, bien que plus faible, sur le cœur, contribuent à retarder et à affaiblir les mouvements de cet organe, alors que commence la paralysie du système nerveux ganglionnaire, des ganglions et des nerfs moteurs cardiaques et le relâchement des petits vaisseaux. Si l'excitation des nerfs vagues est supérieure, dans cette période initiale ou convulsive, à celle du sympathique, on peut même observer déjà la diminution de la tension artérielle avec ralentissement des mouvements cardiaques, malgré l'état de contraction des petits vaisseaux produit par l'excitation des nerfs vaso-moteurs. Quelques expériences du Dr Hamdy prouvent la réalité de ce fait, prévu par la théorie et qui confirme entièrement notre manière de voir dans cette question. Les ganglions cardiaques sont la dernière partie du système nerveux qui se paralyse sous l'influence de la propylamine.

De tous les effets de la propylamine, constatés dans des expériences très variées, celui qui est le plus accentué, l'effet dominant pour ainsi dire, c'est l'affaiblissement et la lenteur d'action de l'appareil circulatoire. Cet alcali organique est donc un agent sédatif cardio-vasculaire.

Le Dr Hamdy se demande si les phénomènes de sédation produits par la propylamine tels que le sommeil, la paresse des mouvements volontaires et plus tard l'abolition complète de l'excitabilité des centres nerveux, n'ont pas leur raison d'être plutôt dans l'olighémie de ces centres que dans une action propre de cette substance sur les éléments nerveux. Il incline vers la première opinion, en s'appuyant sur des expériences qu'il a pratiquées sur des oiseaux et dans lesquelles il a observé de l'engourdissement et la perte des mouvements volontaires, ce qui indique une diminution de l'activité cérébrale et un accroissement de l'excitabilité générale. Cet accroissement se traduit par des convulsions, des nausées, des vomissements, des évacuations intestinales, troubles qui sont la conséquence de la superexcitation des centres nerveux bulbo-spinal et sympathique. Il a noté aussi un certain degré d'anesthésie, l'excitabilité réflexe s'éveillant faiblement par la brûlure et fortement par les chocs, les secousses, etc. A la fin, l'animal succombe au milieu de convulsions à une asphyxie spasmodique.

L'opinion qui attribue à l'olighémie cérébrale les phénomènes nerveux ne nous paraît pas acceptable, parce qu'en supposant même que le resserrement des petits vaisseaux aille jusqu'à produire une olighémie suffisante pour donner naissance à ces phénomènes, cette explication ne saurait être invoquée pour la seconde période du propylamisme, dans laquelle on observe le relâchement, la flaccidité et la dilatation des mêmes petits vaisseaux. Il est vrai que le Dr Hamdy n'a pas observé, dans ses expériences faites sur des oiseaux avec la propylamine (tantôt en injections sous-cutanées, tantôt en inhalation, tantôt en ingestion), la paralysie des nerfs moteurs ni des muscles, mais cela provient de ce que ces animaux ont succombé dans la période convulsive, par asphyxie spasmodique, sans aller jusqu'à la seconde période ou période de collapsus, ainsi qu'il le dit lui-même. Quoi qu'il en soit, cette explication est défectueuse et nous tenons pour plus probable l'action directe de la propylamine sur l'élément nerveux, donnant naissance aux phénomènes dépendants de ce système,

Toutes les expériences dont on a déduit les effets de ce médicament, ont été faites avec la propylamine du commerce, c'est-à-dire avec des solutions mal graduées de triméthyla·mine, de propylamine et d'ammoniaque.

Plus tard, le Dr Hamdy, s'étant procuré de la propylamine pure, entreprit avec cette substance de nouvelles expériences et obtint les résultats suivants : Sédation nerveuse beaucoup plus prononcée qu'avec la propylamine du commerce, et lenteur de la circulation, sans aucun signe de superexcitation nerveuse, laquelle constitue, comme nous l'avons dit, la première période du propylamisme commercial. Notre confrère égyptien croit que l'action convulsivante de la propylamine du commerce est due à l'ammoniaque qu'elle contient. Les expériences de Billroth et Weber en 1864 et 1865, celles de Béhier et Liouville en 1873, prouvent en effet que des lapins et autres animaux chez lesquels on pratiqua une injection sous-cutanée de carbonate d'ammoniaque, eurent des convulsions épileptiformes et tombèrent ensuite dans un état comateux. Ces animaux ne succombaient pas lorsque la dose injectée était inférieure à 2 grammes. On constate aussi un grand abaissement dans la température qui, de 40°, descend dans quelques cas à 32° (Hamdy, *Thèse cit.,* p. 108). Cette remarquable hypothermie peut avoir pour cause les convulsions, ainsi que cela s'observe dans les névroses convulsives, principalement dans le tétanos. Nous avons administré chez l'homme, par la voie stomacale, des doses de carbonate d'ammoniaque supérieures à 2 grammes sans produire aucune convulsion.

Dans la séance du 24 mai 1873 (présidence du D^r Cl. Bernard) de la *Société de Biologie de Paris*, le Dr Laborde a fait connaître les résultats de ses expériences avec la propylamine sur des mammifères et des grenouilles. Il a administré cette substance, dans le but de fixer son action physiologique, tantôt par la voie stomacale, tantôt en injection sous-cutanée, et tantôt en la faisant absorber par la membrane interdigitale des grenouilles ([1]).

Le Dr Laborde divise en deux périodes l'action de ce médicament :

1° Une période d'excitation, caractérisée par un tremblement convulsif, de l'agitation, une augmentation de l'action excito-motrice avec de l'hyperesthésie et de l'exagération dans la fréquence des mouvements respiratoires et cardiaques ;

2° Une période de dépression, de collapsus, caractérisée par un certain degré de parésie motrice bientôt suivie d'accidents asphyxiques. L'autopsie révèle les troubles anatomiques de l'asphyxie et les effets bien prononcés d'une action irritante locale ([2]).

Le Dr Laborde a examiné, durant le cours de ses expériences, l'état de l'excitabilité motrice des nerfs sciatiques et de la contractilité musculaire. Il les a trouvées exagérées dans la première période. Elles persistent toutes les deux jusqu'à la fin, mais en s'affaiblissant, et disparaissent plus vite après la mort que dans le cas de mort violente ou non toxique. L'excitabilité de la moelle s'éteint aussi plus rapidement.

Pour savoir lequel des deux systèmes, nerveux ou

([1]) Pour obtenir ce résultat, on suspend verticalement la grenouille dans un flacon contenant le liquide propylamique, et on la fixe de manière que la partie interdigitale de ses pattes plonge seule dans ce liquide.

([2]) Le Dr Laborde a rencontré des noyaux de congestion lobulaire disséminés dans les poumons, des nodules d'emphysème vésiculaire et quelques ecchymoses sous-pleurales. Le cœur était plein de caillots noirs, les reins congestionnés et la vessie remplie d'une urine non albumineuse.

musculaire, était primitivement affecté par la propylamine, le Dr Laborde a poussé plus loin son analyse expérimentale et est arrivé à reconnaître que cette substance exerce d'abord son influence sur la moelle. Effectivement, en coupant les nerfs dorso-lombaires d'une grenouille en expérience, de manière à détruire toute communication nerveuse entre la moelle et les pattes postérieures, il a constaté que les convulsions ne se produisaient pas dans ces dernières, bien que la contractilité musculaire y fût conservée. Dans une autre expérience, après avoir coupé préalablement les deux nerfs pneumogastriques à un chien, il lui entretint artificiellement la respiration et lui injecta dans une veine crurale 5 grammes de triméthylamine dilués dans 25 grammes d'eau distillée. Pendant et après l'injection, le cœur n'éprouva aucune modification dans son rhythme, ni dans sa fréquence. L'injection fut renouvelée deux fois, avec 4 grammes chaque fois, et on nota seulement un peu plus de précipitation dans les mouvements du cœur. L'autopsie révéla des ecchymoses multiples et une vive irritation s'étendant à toute la surface de l'endocarde (1).

III

Effets du chlorhydrate liquide de triméthylamine sur les animaux.

Il faut dire tout de suite que ce chlorhydrate liquide du commerce n'est pas pur. C'est encore un mélange d'ammoniaque, de triméthylamine, et de propylamine.

Des expériences du Dr Hamdy faites avec ce sel, administré chez les animaux tantôt par la voie stomacale, tantôt par

(1) *Gazette médicale de Paris*, n° 23, 7 juin, p. 316. Paris, 1873.

injection sous-cutanée, il résulte que le chlorhydrate de triméthylamine produit des convulsions et une exagération de l'excitabilité réflexe, moins fortes que la propylamine, ainsi qu'une dépression de la circulation beaucoup plus prononcée, avec immobilité de l'animal.

Le Dr Rabuteau a fait aussi des expériences sur des chiens avec le chlorhydrate de triméthylamine. Dans une de ses expériences, ce distingué pharmacologiste injecta dans une veine de la patte postérieure d'une chienne de forte taille 2^{gr}58 de chlorhydrate de triméthylamine dissous dans 40 grammes d'eau. Le résultat fut le suivant : Un très léger ralentissement de la circulation et l'invariabilité de la température constatée à l'aide d'un thermomètre avant et après l'opération. Cette action est analogue à celle que produit le chlorhydrate d'ammoniaque, injecté dans les veines, à la même dose.

Dans une autre expérience, le Dr Rabuteau injecta dans la patte postérieure d'un chien de taille moyenne 5 grammes de chlorhydrate de triméthylamine dissous dans 40 grammes d'eau. A peine l'injection fut-elle faite, que le chien s'agita et présenta des tremblements fibrillaires; le cœur battit précipitamment au début et plus tard s'arrêta complètement, moins d'une minute après l'opération. Ici donc encore, pour les doses toxiques, se soutient l'analogie entre l'action du chlorhydrate de triméthylamine et celle du chlorhydrate d'ammoniaque. Ce dernier sel, comme le premier, ne produit pas d'excitation parce que, selon le Dr Rabuteau, il est assez stable pour ne pas laisser se dégager l'ammoniaque au contact du bicarbonate de soude contenu dans le sang, l'ammoniaque qui est un agent de grande excitation, lorsqu'il est injecté dans les veines. Le sesquicarbonate, l'iodhydrate et le bromhydrate d'ammoniaque injectés dans les veines provoquent une excitation aussi forte que l'ammoniaque, parce que ces sels sont très peu stables lorsqu'ils sont mis au contact des alcalins. Si le chlorhydrate de triméthylamine ne produit pas de l'excitation, cela tient à ce que le bicarbonate de soude du sang a une faible action sur la solution de ce sel à la température ordinaire et à celle du sang.

IV

Action physiologique de la propylamine et de la triméthylamine sur l'homme.

Le Dr Victor Guibert, professeur à Louvain, fut peut-être le premier qui étudia, en 1864, l'action physiologique de la propylamine, ou plutôt de la triméthylamine, en faisant des expériences sur lui-même (¹).

ACTION LOCALE. *Peau et muqueuses*. — Les observateurs sont d'avis que l'action locale de la propylamine ou de la triméthylamine est irritante, que cette action est bien accentuée sur les membranes muqueuses et presque nulle sur la peau. Les docteurs Guibert et Dujardin-Beaumetz lui attribuent une action caustique sur les muqueuses. M. Guibert, après avoir déposé une goutte de propylamine sur la muqueuse labiale, a noté de la rougeur, bientôt suivie de la chute de l'épithélium et de la formation d'une petite plaie. Les expériences que nous avons faites ne confirment pas entièrement ces données expérimentales. Voici ce que nous avons remarqué sur nous-même et sur d'autres individus avec la propylamine du commerce, venant de Paris.

En recouvrant la peau avec une couche de liquide

(¹) *Histoire naturelle et médicale des nouveaux médicaments introduits dans la thérapeutique depuis 1830*. Bruxelles, 1865.

propylamiqu? (méthode sus-épidermique) aucun phénomène ne se manifeste, si ce n'est une certaine fraîcheur. En l'appliquant en frictions (méthode iatraleptique) avec un morceau de flanelle, il se développe une certaine rougeur et une chaleur modérée, comme si la friction était sèche. Il semble que la propylamine n'a aucune part dans la production de ces effets. Des compresses imbibées de propylamine et appliquées sur la peau produisent quelquefois de la rougeur, et d'autres fois rien. En renouvelant ces compresses, toutes les six ou huit heures, et en les maintenant fixées au même endroit, pendant vingt-quatre heures, à l'aide d'un bandage, nous avons observé le plus ordinairement de la rougeur et quelquefois aussi une légère démangeaison.

En maintenant sur le même point l'application des compresses renouvelées toutes les huit heures, pendant quatre ou six jours, nous avons noté une rougeur bien prononcée, accompagnée d'une certaine ardeur, de chaleur et quelquefois de prurit. La rougeur persiste de douze à trente-six heures. Quant aux autres phénomènes, ils disparaissent au bout de quelques heures. Il résulte de ces expériences que l'action du liquide, connu dans le commerce sous le nom de propylamine, est nulle sur la peau, ou légèrement irritante lorsque son application est continuée pendant plusieurs jours.

Les vapeurs de propylamine produisent sur la muqueuse nasale et la conjonctive de l'excitation avec de l'hypercrinie, qui se manifeste par du coryza et du larmoiement.

Nous nous sommes appliqué de la propylamine sur la langue et nous avons éprouvé de la fraîcheur, puis une certaine chaleur. Il survient rapidement (par action réflexe) une salivation plus ou moins abondante. Nous n'avons jamais observé la moindre ulcération. Peut-être l'effet escharotique, indiqué par quelques observateurs, a-t-il été produit par une solution concentrée de propylamine ou de triméthylamine.

Ingérée dans l'estomac, à la dose de 50 centigrammes à 2 grammes, en solution dans 120 à 200 grammes d'eau distillée, elle ne produit aucun effet appréciable sur le moment. Cependant, chez quelques individus plus susceptibles ou malades, elle détermine de l'ardeur à la gorge, de la chaleur dans l'estomac, des nausées, et plus rarement, avec ces doses, des vomissements. On observe souvent une certaine excitation de la muqueuse digestive, qui se traduit par une augmentation d'appétit et par une plus grande facilité de digestion. La diarrhée est rarement provoquée. Nous n'avons jamais observé une irritation prononcée du tube digestif, pas même chez quelques malades qui ont pris chaque jour 4 grammes de propylamine.

Cependant le docteur Guibert, après avoir versé trois cuillerées à thé de propylamine dans un verre d'eau, et l'avoir absorbé en quatre fois, éprouva une forte gastralgie, avec une sensation de brûlure dans l'œsophage et de froid général. Le Dr Bernutz, avec 1^{gr}5 et ensuite 2 grammes de propylamine, ressentit aussi une vive gastralgie et en même temps il parut avoir de l'hypercrinie ou augmentation de la sueur [1].

Il est probable que la propylamine ou triméthylamine, introduite dans l'estomac et mise en contact avec l'acide chlorhydrique [2] du suc gastrique, se convertit, au moins

[1] *L'Art médical,* n° 1, p. 6. Bruxelles, 1873.

[2] Schiff suppose que l'acide chlorhydrique est intimement combiné avec la pepsine et qu'ils forment ensemble un acide désigné par lui sous le nom de *chlorhydro-peptique.* Bareswill et Claude Bernard pensent que l'acide chlorhydrique ne préexiste pas dans le suc gastrique, mais qu'il se

partiellement, en chlorhydrate de propylamine ou de triméthylamine et que c'est sous cette forme que ce médicament est absorbé.

Elle peut cependant être absorbée partiellement en nature, sans subir cette transformation préalable. Il est possible aussi que la triméthylamine se décompose dans l'estomac et donne naissance à l'ammoniaque ([1]), laquelle produirait d'abord l'excitation locale et, après son absorption, une stimulation générale.

Il peut se faire que tout ou partie de cette ammoniaque passe dans l'estomac à l'état de chlorure d'ammonium ou de chlorhydrate d'ammoniaque.

Absorption et élimination. — La propylamine, de même que la triméthylamine, étant volatiles, doivent être absorbées avec rapidité. Leur élimination se fait par les reins, par les glandes sudoripares et probablement aussi par les voies respiratoires ou pulmonaires. Dans leur passage à travers les capillaires de ces organes, elles doivent les stimuler, d'où l'hyperdiurèse, l'hyperhydrose, l'hypercrinie muqueuse et l'expectoration plus facile.

Action générale. — Pour plus de clarté, nous allons passer en revue les divers appareils et fonctions, en indiquant les

forme par une réaction de l'acide lactique sur les chlorures. Bellini, de Florence, a publié en 1871 un travail tendant à démontrer que cet acide existe à l'état de liberté dans le suc gastrique. Rabuteau est parvenu dernièrement à séparer l'acide chlorhydrique du suc gastrique et à le doser. Il est indifférent pour le sujet que nous traitons, que cet acide soit libre ou à l'état de combinaison.

([1]) Voici comment peut s'opérer cette réaction :

$$A^2 \begin{cases} CH^3 \\ CH^3 \\ CH^3 \end{cases} + 3(HOH) = Az \begin{cases} H \\ H \\ H \end{cases} + 3(CH^3,OH).$$

Triméthylamine.   Eau.   Ammoniaque.   Alcool méthylique.

effets produits sur eux par la propylamine ou la triméthylamine, après leur absorption.

A. *Circulation*. — C'est sur cette fonction que les effets
de la propylamine, tant chez l'homme que chez les animaux,
se montrent de la façon la plus accentuée. Le phénomène
capital est le ralentissement avec faiblesse des mouvements
cardiaques, et consécutivement la lenteur et la faiblesse du
pouls, qui sont d'autant plus prononcées que l'action sur
l'appareil circulatoire est plus exagérée. La lenteur du
pouls, sa faiblesse, ainsi que celle de la tension artérielle,
ont paru tellement remarquables au docteur Namias, de
Venise, qu'il n'hésite pas à affirmer qu'il ne connaît aucun
médicament susceptible de pouvoir être comparé, à ce point
de vue, à la propylamine. La digitale et la digitaline lui
seraient inférieures en action, et aussi comme promptitude
dans la manifestation de leurs effets. Au défaut de preuves,
s'ajoute ici une grande exagération, comme nous le
verrons.

A l'état normal, la chute et la rémission du pouls sont peu
prononcées. Il existe cependant à cet égard une grande
variété, suivant la susceptibilité et les dispositions spéciales
des individus. Le D\ Guibert, ayant pris 1 gramme de
triméthylamine du commerce, vit son pouls tomber de 66
à 59 pulsations, et ensuite, avec une dose plus élevée, à 54.
Des expériences du D\ Dujardin-Beaumetz, faites avec le
chlorhydrate de triméthylamine sur lui-même et sur d'autres
individus, il résulte que la plus grande diminution du pouls
fut dans un cas de 6 pulsations et dans un autre de 12. Les
résultats de nos expériences concordent avec ces faits.

Dans les cas de fréquence exagérée du pouls, dans les
états fébriles, la diminution est en général beaucoup plus

sensible. Ainsi, sur nos tableaux thermo-sphygmo-pnéométriques, on voit, avec 1 à 3 grammes de propylamine du
commerce, le pouls tomber en vingt-quatre heures, dans des
cas de rhumatisme et de pneumonie aiguë, de 104 à 84
(différence 20), de 84 à 64 (différence 20), de 104 à 60
(différence 44), de 108 à 60 (différence 48, au moment de
la défervescence de la pneumonie). Un malade qui, le premier jour de son entrée à l'hôpital, présentait 104 pulsations,
n'en avait plus que 44 (différence 60) au bout de six jours
de traitement par la propylamine. La plus grande diminution
du pouls que nous ayons notée a été de 48 pulsations (en
vingt-quatre heures), et sa plus grande lenteur a été de
44 pulsations. Le pouls peut donc, sous l'influence de la
propylamine, descendre beaucoup au-dessous de son degré
normal de fréquence.

En général, il décroît progressivement. Il est cependant
des cas où il ne subit aucune modification (du premier au
quatrième jour à peu près), et où il diminue ensuite de fréquence; il en est d'autres, rares à la vérité, dans lesquels il
continue à augmenter de fréquence (du premier au troisième
jour à peu près), pour s'abaisser ensuite. Nous avons encore
constaté quelquefois que le pouls était tantôt plus fréquent
et tantôt plus lent dans les premiers jours, et qu'il subissait
ensuite une franche décroissance. Les conditions spéciales
des individus et de la maladie pourront expliquer ces variations, qui ne s'accordent pas toujours avec la température.
Nous avons présenté le tableau thermique et sphygmique
d'un malade atteint de pneumonie aiguë, et chez lequel le
pouls augmenta de fréquence immédiatement après qu'il eut
absorbé 50 centigrammes de propylamine. Nous lui administrâmes le même jour 1 gramme du même médicament, et
le lendemain le pouls baissa de 8 pulsations; le jour suivant,

il avait baissé de 15. On le voit, le fait dominant est le ralentissement du pouls.

Le pouls non seulement devient moins fréquent, mais aussi, le plus ordinairement, plus mou et moins ample. Un doigt exercé reconnaît ces modifications du pouls, que révèle le sphygmographe. Le tracé sphygmographique du Dr Dujardin-Beaumetz, pris sur lui-même, décèle une amplitude moindre du pouls. Les tracés que nous avons relevés sur différents malades soumis à l'influence de la propylamine, montrent une diminution dans sa force et dans son amplitude. En effet, la ligne ascendante ou diastolique est plus petite et plus oblique (¹).

La tension artérielle diminue aussi, quoique d'une manière moins sensible.

La propylamine est donc un médicament sédatif de la circulation qui doit diminuer les fluxions sanguines, et, de la sorte, être utile dans les états inflammatoires aigus.

B. *Sang*. — Quelques observateurs ont noté, comme nous l'avons dit, une plus grande diffluence ou un moindre épaississement du sang. La propylamine serait donc un médicament liquéfiant ou *hématolitique plasmatoïde*.

C. *Nutrition*. — D'après ce qui précède, il était à supposer que cette grande fonction devait s'affaiblir. C'est ce qui a été démontré par les Drs Fargier-Lagrange et Bouchard, qui ont constaté que la quantité de l'urée diminuait, ce qui indique une diminution dans les combustions organiques. La

---

(¹) Nous appelons la première partie (ligne ascendante) de la pulsation sphygmographique ligne diastolique et non systolique (ainsi qu'on a coutume de l'appeler), parce qu'elle ne correspond pas rigoureusement à la systole ventriculaire, mais bien à la diastole artérielle.

propylamine est donc un médicament modérateur de la nutrition.

D. *Température*. — Par son action sur la circulation et la nutrition, la propylamine devait abaisser la température. Effectivement, tous les observateurs lui reconnaissent cette action. Ce fut, avec la lenteur et la faiblesse du pouls, le phénomène qui attira le plus l'attention du Dr Namias (de Venise), lorsque la plupart des médecins qui étudiaient cette substance, s'extasiaient devant sa vertu analgésique.

Le Dr Namias ne fut cependant pas rigoureusement vrai en supposant l'action de la propylamine identique à celle de la digitale ; elle est seulement plus énergique et plus prompte à se produire. La digitale rend le pouls plus lent, mais elle ne lui enlève rien de sa force ; elle l'augmente au contraire le plus ordinairement. La digitale est un tonique du cœur, tandis que la propylamine est un débilitant de cet organe. Les deux substances, il est vrai, retardent les mouvements cardiaques, et l'on peut dire, à ce point de vue, qu'elles se ressemblent. Quant à leur action hypotherménisante, nos observations nous font attribuer la supériorité à la digitale.

A l'époque où nous fîmes nos tableaux thermo-sphygmo-pnéométriques de la propylamine et de la triméthylamine, les observateurs indiquaient bien la diminution de la température ; mais des observations thermométriques régulières, méthodiques, biquotidiennes, il n'en existait point encore. Nous fûmes donc des premiers, et le premier à Lisbonne, qui dirigeâmes nos études dans ce sens pratique et rigoureusement scientifique.

Il résulte de nos tableaux thermométriques :

1° Que sous l'influence de la propylamine ou de la triméthylamine la température éprouve, en général, un léger abaissement de quelques dixièmes. L'hypothermasie est faible lorsque la température est normale ou à peu près.

2° Sur les états fébriles, l'effet hypothermique est plus prononcé et sûr. Il se mesure par 0° 4, 0° 6, 0° 8 et 1° 4 dans les vingt-quatre heures. Le plus grand abaissement de la température que nous ayons noté en un jour a été de 1° 6 (de 40° à 38° 4). Nous ne comptons pas les jours où se produit la défervescence dans les cas de pneumonie aiguë. Nous avons observé alors une chute subite de la température de 2° 6 et de 3° 3 (de 39° 4 à 36° 8, et de 39° 6 à 36° 3). Quelquefois, durant les premiers jours de l'administration de la propylamine, la température reste au même degré ou s'élève légèrement, pour diminuer ensuite. Nous avons constaté cela chez des rhumatisants chroniques, chez qui la température était normale ou un peu plus élevée.

N'ayant rencontré nulle part la mention des modifications de la température externe produites par l'application de la propylamine, nous avons cherché à combler cette lacune, en prenant deux fois par jour la température d'un point de la peau sur lequel nous avions appliqué une certaine quantité de cette substance. Nous avons trouvé que la température baissait, dans les vingt-quatre heures, de quelques dixièmes de degré à 1° 3. C'est la plus grande décroissance que nous ayons notée dans un cas d'érysipèle aigu, à la suite de l'application externe de la propylamine.

Ce médicament est donc un hypotherménisant médiocre, très inférieur comme énergie, promptitude, et sûreté d'action, à la digitale, surtout lorsqu'on administre celle-ci sous forme d'infusion (1 à 2 grammes pour 200 grammes d'eau) (¹).

Nos observations ne justifient pas l'enthousiasme des

(¹) Voyez: *De la thermosémiologie et thermacologie*, par le Dʳ P. F. da Costa Alvarenga, p. 86 à 124. Lisbonne, 1872; Anvers, 1873.

médecins qui considèrent la propylamine comme un puissant médicament antifébrile. Elles nous autorisent seulement à lui reconnaître une action hypotherménisante de moyenne intensité.

E. *Sécrétions.* — Suivant quelques observateurs, la propylamine exagère, le plus souvent, la sécrétion urinaire. Elle serait donc un médicament diurétique.

La grande variété d'action de cette substance sur les reins, que nous avons observée, nous empêche de la considérer comme un bon diurétique. Cet effet nous a paru très contingent et aléatoire. On peut voir, dans nos observations, que la quantité des urines a tantôt diminué et tantôt augmenté d'une manière très notable. D'autres fois, elle est restée la même. Nous avons noté ces trois circonstances chez le même individu.

C'est donc une grande exagération que d'attribuer à la propylamine une action diurétique puissante. Comme la sécrétion urinaire est quelquefois augmentée, on peut dire que ce médicament est un diurétique faible et peu sûr. Il n'y a rien d'étonnant à cela : la médication diurétique est incertaine et inconstante.

Quant aux qualités physiques de l'urine, nous n'avons trouvé rien d'important à signaler. Lorsqu'elle est plus chargée en couleur et d'une plus grande densité, elle se débarrasse de ces altérations dès que cesse la maladie qui leur avait donné naissance.

La densité de l'urine diminue quelquefois d'une manière progressive (1022, 1020, 1017 à l'urinomètre de Prout); d'autres fois, elle n'est pas modifiée dans le principe; puis elle augmente et ensuite diminue. Nous avons déjà dit qu'il y avait une diminution de l'urée.

Ce fut le Dr Fargier-Lagrange qui, le premier, démontra ce fait, que la modification de la température faisait prévoir. Chez une malade atteinte d'arthrite déformante et n'ayant pas encore pris la triméthylamine, l'urine, légèrement acide, de couleur orangée, ayant une densité de 1013 (quantité en vingt-quatre heures : 1200 centimètres cubes), fournit à l'analyse les résultats suivants :

```
Eau ............................. 1167
Matières solides ................... 33
    —    organiques............... 23,64
    —    salines inorganiques...... 9,36
Urée ............................. 17,64
Acide urique..................... 0,14
Matières extractives ............. 5,13
Chlorure de sodium ............. 5,88
```

Après l'administration de 60 centigrammes de triméthylamine, l'urine fut trouvée légèrement acide, de couleur citrine, d'une densité de 1013, et d'une quantité de 1100 centimètres cubes (en vingt-quatre heures). L'analyse donna les résultats suivants :

```
Eau............................. 1069,64
Matières solides................. 30,36
    —    organiques.............. 21,56
    —    salines inorganiques ..... 8,80
Urée ............................. 15,95
Acide urique..................... 0,22
Matières extractives ............. 5,17
Chlorure de sodium ............. 5,82
```

Dans un autre cas, la diminution de l'urée fut de $2^{gr}24$, et dans un troisième de 3 grammes ([1]).

D'autres observateurs, et particulièrement MM. Michel et Hirne, firent des analyses semblables qui confirmèrent en général les résultats déjà obtenus.

([1]) Dujardin-Beaumetz, *Op. cit.*, p. 44.

Il résulte de ces analyses que la diminution de l'urée s'observe surtout immédiatement après qu'on a administré l'alcali organique ou lorsqu'on en élève la dose. Pendant les jours intermédiaires, la proportion de l'urée reste la même ou subit de faibles oscillations.

. Quelquefois la quantité de l'urée s'élève encore sous l'influence de la même dose de propylamine, mais il semble que l'économie s'habitue au médicament.

Dans les rhumatismes aigus et autres maladies fébriles, où les urines sont surchargées d'acide urique et d'urates, nous avons vu ces dépôts diminuer et disparaître sous l'influence de la propylamine. Ce phénomène s'observe également, sans l'intervention d'aucun moyen thérapeutique, au déclin des maladies fébriles.

Quelques praticiens considèrent la propylamine comme un agent sudorifique. Nos observations personnelles ne nous permettent pas de partager entièrement cette opinion. Lorsque l'hyperhydrose se produit, il nous a paru qu'elle est due tantôt à la maladie et tantôt aux boissons chaudes que les malades ingèrent. En tout cas, cet effet est loin d'être constant.

Nous avons noté dans le traitement du rhumatisme aigu par la propylamine des sueurs copieuses, mais cette hypercrinie est un fait presque constant dans cette maladie, indépendamment de l'emploi d'aucun moyen thérapeutique.

Le Dr Kaleniczenko a observé le développement d'une espèce d'eczéma, à laquelle il a donné le nom d'eczéma propylamique. Cet accident doit être très rare, si ce n'est le fait d'une coïncidence, car nous ne l'avons trouvé noté dans aucun des écrits que nous avons consultés, et nous ne l'avons nous-même jamais observé. Il faut dire que le médecin russe employait, non la propylamine, mais l'extrait de morue iodé, et l'on sait que l'iode et ses dérivés produisent des éruptions cutanées.

Par son action locale, la propylamine, en s'éliminant par les voies respiratoires, augmente et rend plus faciles les sécrétions muqueuses des bronches, d'où il suit qu'elle est un médicament expectorant.

F. *Système nerveux*. — Avec des doses médicamenteuses de propylamine, ce système ne présente pas en général de modifications bien appréciables, en dehors de l'effet analgésique et des phénomènes relatifs à l'appareil circulatoire. La diminution et la cessation des douleurs dans le rhumatisme peuvent être attribuées à l'arrêt et à la disparition de la fluxion sanguine articulaire. Mais comme on observe chez les animaux l'effet analgésique et anesthésique, il est possible qu'il en soit de même chez l'homme. La dyscinésie cardiaque consécutive à l'hypercardiocinésie a son explication dans l'action déjà mentionnée de la propylamine sur l'appareil circulatoire.

L'abattement général des malades est l'effet de la maladie et de l'action de la propylamine sur la circulation et la nutrition, et peut-être aussi sur tout le système musculaire. Mais les effets de superexcitabilité nerveuse (contractions musculaires, spasmes, convulsions) observés chez les animaux, ne se développent pas chez l'homme avec les doses ordinaires médicamenteuses de propylamine. Néanmoins, le Dr Hamdy a vu se produire chez une phthisique, affectée en même temps de rhumatisme, et à laquelle il avait administré 2 grammes de propylamine, des tremblements, de la dyspnée, des spasmes des muscles temporaux, etc. Chez une autre malade atteinte de nervosisme, il a noté les mêmes symptomes spasmodiques, après l'ingestion d'environ 20 gouttes de propylamine ([1]).

Nous considérons comme aléatoire cet effet convulsif que nous n'avons jamais observé, même avec de hautes doses de propylamine (3 et 4 grammes par jour).

Ainsi donc, parmi tous les effets de ce médicament, l'effet sédatif est celui qui est le plus à considérer.

Le Dr Dujardin-Beaumetz affirme que la triméthylamine produit les mêmes résultats, quelle que soit son origine, naturelle ou artificielle.

Le Dr Fargier-Lagrange, dont la thèse inaugurale reproduit les doctrines et la pratique du professeur Coze, attribue à la triméthylamine une action sudorifique et antispasmodique. Il dit qu'à petites doses, 5 à 10 gouttes, elle excite la circulation, et qu'à plus hautes doses, 50 centigrammes et plus, elle la déprime et produit des effets antipyrétiques. Il ajoute que l'action sédative est la caractéristique de la triméthylamine. L'effet excitant préalable est passager et peut être négligé.

Tout ce que nous avons écrit sur l'action de la propylamine est applicable à la triméthylamine et aux chlorhydrates de ces bases.

Après avoir donné ces notions sur l'action physiologique de la propylamine, de la triméthylamine et de leurs sels, notre impartialité nous fait un devoir de mentionner l'opinion des adversaires de ces agents médicamenteux.

Le Dr Albert Gottard, qui est le détracteur le plus résolu de la propylamine et de la triméthylamine, considère cette substance comme un médicament excitant diffusible, parce que, d'après lui, elle active la circulation et élève la température. Mais disons, à l'honneur de notre confrère,

([1]) A. Hamdy, *Op. cit.*, p. 110.

qu'en présence de la quantité considérable d'expériences et de faits cliniques publiés par de nombreux observateurs, il finit par admettre que la triméthylamine produit le ralentissement de la circulation et l'abaissement de la température.

« Nous ne nions pas, qu'on le sache bien, l'existence possible de ce ralentissement circulatoire et de cet abaissement de la calorification ; mais nous ne sommes plus d'accord avec les observateurs cités plus haut, quant au mécanisme de leur production (¹). »

Il accepte donc le fait, généralement admis, en l'interprétant d'une manière différente.

Le Dr A. Gottard interprète le fait, en disant que c'est par un moyen indirect que ces deux phénomènes sont produits ; que, dans les états adynamiques, le pouls est rapide, par suite du défaut d'excitation cérébrale ; le cœur, privé du frein que lui opposent les centres nerveux intacts, *bat follement ;* en administrant alors au malade des stimulants diffusibles, on rend au cerveau son pouvoir normal, d'où résultent, comme conséquence, le ralentissement du pouls et la diminution de la calorification (²).

Cette interprétation nous paraît inacceptable, parce qu'elle est contraire à la physiologie et à l'observation clinique.

En effet, 1° la fréquence du pouls et moins encore l'hyperthermasie n'ont pas toujours pour cause le défaut d'excitation cérébrale, qui d'ailleurs n'est pas toujours accompagné de ces deux phénomènes. On constate le plus souvent le contraire dans divers états pathologiques.

2° La triméthylamine ou la propylamine produit une dépression du pouls et de la température dans l'état normal

---

(¹) *De la valeur de la triméthylamine dans le traitement du rhumatisme articulaire,* p. 82. Paris, 1873.

(²) *Thèse cit.,* p. 83.

et dans des maladies franchement inflammatoires, la pneumonie aiguë, l'érysipèle avec délire, etc.

3° Si la triméthylamine agit en stimulant le cerveau, lorsqu'elle produit la lenteur du pouls et l'hypothermasie, comment agit-elle, quand elle produit une *stimulation diffusible,* en exagérant la fréquence du pouls et de la température, selon l'opinion du Dr Gottard?

Si c'est aussi en stimulant le cerveau (comme l'admet le Dr Gottard), comment se fait-il que cette stimulation donne lieu à des phénomènes entièrement opposés? L'excitation des nerfs vagues ou de la partie des centres nerveux d'où ils émanent diminue la fréquence des mouvements cardiaques, et il n'est pas admis qu'elle l'exagère.

Mettons de côté l'explication, bonne ou mauvaise. Le fait reste, soit qu'il se manifeste directement ou indirectement. Le pire est que le Dr Gottard, convaincu de l'action de stimulation diffusible de la triméthylamine, l'a exclue de la liste des médicaments du rhumatisme, la réservant seulement pour les cas où les stimulants diffusibles sont indiqués.

Nous terminerons ce chapitre en relatant un fait d'observation, qui peut-être a son importance. Quand nous avons administré la triméthylamine ou la propylamine à petites doses jusqu'à 50 centigrammes ou 1 gramme, nous avons observé une excitation localisée au tube digestif, d'où une augmentation de l'appétit et une plus grande facilité de digestion. Chez quelques individus nous avons constaté, concurremment avec ces phénomènes, une certaine excitation générale, qui n'allait pas cependant jusqu'à produire l'hyperthermasie. Mais en continuant l'usage de l'alcaloïde aux doses médicamenteuses de 1 à 2 grammes par jour, on obtient le ralentissement du pouls et la diminution de la température. Il peut donc y avoir dans quelques cas une période initiale de stimulation locale et générale, suivie d'une période de dépression. C'est cette dernière qui constitue l'effet ordinaire du médicament. La première peut manquer ou être tellement courte, qu'elle passe inaperçue. Ce fait pourrait donner l'explication de ce que le D\u02b3 Gottard dit avoir observé. En tout cas, la doctrine que nous avons développée reste debout, sans être entamée en aucune façon par les objections de notre confrère.

Substances synergiques. — La connaissance des médicaments, et en général des moyens thérapeutiques, synergiques et incompatibles, est de la dernière importance dans la pratique de la médecine ; et cependant tous les travaux de matière médicale et de thérapeutique ne traitent pas de ce sujet. Il en résulte qu'on rencontre quelquefois dans la même formule des substances qui sont incompatibles ou antipathiques, tantôt par leur composition, en se neutralisant chimiquement les unes les autres, tantôt par leur action fondamentale sur l'économie.

Sont synergiques de la propylamine, en premier lieu, ses congénères (triméthylamine et chlorhydrates de propylamine et de triméthylamine) et les plantes triméthylamiques ou propylamiques. En second lieu, les émollients, tempérants, anoxémiants, hypotherménisants, sédatifs, tels que les infusions d'althéa, de graines de lin, les limonades, et à doses semblables, les ammoniacaux, les alcalins, les antimoniaux, les mercuriaux, le bromure de potassium, certains alcaloïdes et leurs sels, particulièrement ceux de quinine et de vératrine. En troisième lieu, les hypercriniques en général, diurétiques, sudorifiques, expectorants.

Les stimulants diffusibles, les hypotherménisants, les

toniques, tels que les plantes aromatiques, les alcooliques, les amers, le fer, le manganèse et ses dérivés lui sont aussi incompatibles, antipathiques ou antagonistes.

V

Action du Chenopodium vulvaria (vulvaire).

Les plantes triméthylamiques ont été employées, comme cela était présumable, dans les maladies pour lesquelles étaient conseillés leurs alcalis. Parmi ces plantes figure le *Chenopodium vulvaria* (vulvaire), très riche entriméthyla-mine, et dont l'action physiologique a été étudiée par le professeur Kaleniczenko.

La vulvaire perdant par la dessiccation beaucoup de ses propriétés, le Dr Kaleniczenko s'est servi, soit dans l'expérimentation physiologique, soit dans la clinique, de l'infusé de la plante fraîche.

Les effets de l'infusé de vulvaire, à la dose de 120 grammes, ont été les suivants : excitation des muqueuses, dont les sécrétions sont augmentées, et des fibres musculaires des organes digestifs et reproducteurs ; sédation de la circulation, le pouls s'abaissant de 95 à 80 pulsations ; augmentation de la transpiration et diminution de l'urée. De ces effets résultent : l'augmentation de l'appétit, la facilité des digestions, la lenteur du pouls, la facilité de l'expectoration et la diaphorèse [1]. La vulvaire est donc hypotherménisante et sudorifique ; c'est aussi un excitant local.

[1] Hamdy, *Thèse cit.*, p. 26.

Quelques médecins (Houton, Churchill) lui attribuent une vertu emménagogue. Cullen la regarde comme un puissant antispasmodique dans l'hystérie : il emploie le suc ou l'extrait à la dose de 30 centigrammes à 1 gramme ([1]).

D'après Chevallier et Lassaigne, la vulvaire contient de l'albumine, de l'osmazome, une résine aromatique, de la chlorophylle, de la cellulose, et une grande quantité de nitrate de potasse et de sous-carbonate d'ammoniaque. Nous avons dit que Dessaignes avait démontré dans cette plante l'existence d'une forte proportion de triméthylamine et que c'est à cette dernière substance et non au sous-carbonate d'ammoniaque que doivent être attribuées les réactions notées par Chevallier.

Il est à présumer que la vulvaire est diurétique à cause de la quantité considérable de nitrate de potasse qu'elle contient, et que ce sel a sa part, avec la triméthylamine, dans la guérison du rhumatisme aigu. On sait que le nitrate de potasse à haute dose est hypotherménisant et qu'il est très employé dans le rhumatisme, principalement dans le rhumatisme polyarticulaire aigu. Au Brésil, on regarde la vulvaire *(fedegosa)* comme une plante sudorifique et diurétique, utile surtout dans le rhumatisme.

([1]) Gubler, *Commentaires thérapeutiques du Codex medicamentarius,* p. 372. Paris, 1868.

CHAPITRE III

MODES D'EMPLOI DE LA PROPYLAMINE, DE LA TRIMÉTHYLAMINE ET DES CHLORHYDRATES DE CES BASES.

Usage interne. — La propylamine et la triméthylamine, qui sont des médicaments liquides, s'administrent sous forme de potion aromatisée (pour masquer l'odeur désagréable qu'elles ont) et par cuillerées à soupe, ou simplement mélangées avec de l'eau, pour faire disparaître leur action irritante. Dans ce cas, on prend cette solution en trois ou quatre doses égales dans le courant de la journée.

Quelques médecins croient qu'il est nécessaire d'aromatiser les potions et solutions propylamiques. Nous pensons que non seulement cela n'est pas nécessaire puisque les malades supportent très bien le médicament, mais encore que l'adjonction des aromatiques est contre-indiquée, à cause de leur incompatibilité d'action physiologique, les aromatiques étant des excitants diffusibles et les alcalis des sédatifs. Si, malgré cette adjonction, les effets de la propylamine se manifestent, c'est parce que l'action de cette substance est supérieure à celle des aromatiques.

De même qu'Awenarius, nous avons employé la propylamine, la triméthylamine et les chlorhydrates de ces bases en solution dans de l'eau distillée ou dans une légère infusion de mélisse, plante dont l'action excitante est insignifiante.

La dose quotidienne a varié entre 0ᵍʳ50 et 2ᵍʳ50. Nous avons élevé sans inconvénient à 4 grammes la dose quotidienne de la propylamine d'origine française dont nous avons fait usage, ainsi que de la triméthylamine et du chlorhydrate. Mais la dose ordinaire est de 1 à 2 grammes dans 200 grammes d'eau distillée, que nous administrons en quatre doses partielles, de deux heures en deux heures.

Voici les principales formules :

Potion d'Awenarius.

Propylamine .... 20 gouttes.
Eau distillée............................. 180 grammes.
Oléosaccharum de menthe poivrée......... 10 —

A prendre par cuillerées à soupe de deux heures en deux heures.

Formule du Dᵣ John Gaston.

Propylamine.................... 50, 80 100 goutt .
Eau distillée .... 250 grammes.

Une cuillerée à soupe toutes les deux heures.

Le Dᵣ Coze emploie la formule suivante :

Triméthylamine................................ 0ᵍʳ60
Potion gommeuse............................... 120 »
Sirop de menthe poivrée...................... 4 »

A prendre par cuillerées dans la journée.

Le docteur Martineau prescrit la potion suivante :

Eau de tilleul................................. 100ᵍʳ »
Eau de menthe poivrée....................... 40 »
Sirop d'écorces d'oranges amères.............. 30 »
Chlorhydrate de triméthylamine............... 0 50

Une cuillerée à soupe de deux heures en deux heures.

Beaucoup de praticiens ajoutent aux potions ou solutions du sirop de morphine, ce qui est inutile. Dans ce cas, on ne peut attribuer exclusivement à la propylamine les résultats thérapeutiques. De plus la morphine n'est pas hypothermé-nisante, comme la propylamine. Pour ces raisons, nous avons rejeté, dès nos premières observations, l'adjonction des opiacés. Le Dʳ Dujardin-Beaumetz qui, au début, faisait entrer le sirop de morphine dans sa formule propylamique, a plus tard jugé convenable de le supprimer.

Sa formule actuelle est la suivante :

> Triméthylamine.... 0,50, 1, 1,25, 1,50 2 grammes.
> Eau de tilleul 120   —
> Sirop de menthe poivrée.................. 10   —

L'ancienne était ainsi composée :

> Propylamine 0,25   1ᵍʳ50
> Eau de tilleul.......................... 120 »
> Essence d'anis .... Q. s.
> Sirop de morphine...................... 20 »

Par cuillerées à soupe de deux heures en deux heures.

On a proposé d'administrer ce médicament en capsules. M. Protière en a préparé qui contiennent 5 centigrammes de triméthylamine. Mais c'est là un mauvais moyen, parce qu'il serait nécessaire de prendre chaque jour un grand nombre de ces capsules (20 à 40), ce qui pourrait avoir des inconvénients.

On pourrait aussi administrer la triméthylamine ou son sel par la méthode hypodermique, en les diluant convena-blement.

Les plantes propylamiques ou triméthylamiques peuvent être employées sous forme d'infusion et d'alcoolature.

Dans certaines localités du Brésil, l'usage de l'infusion de vulvaire *(Chenopodium vulvaria)* est populaire et date de fort longtemps. En Russie, le Dʳ Kaleniczenko a employé l'infusion de cette plante fraîche dans le rhumatisme et dans un grand nombre d'autres maladies. Trois onces de cette infusion, dit-il, suffisent pour abaisser le pouls de 95 à 80 pulsations en une heure.

L'alcoolature se prescrit à la dose de 20 à 40 gouttes toutes les deux heures.

Le Dr Beaumetz emploie cette infusion en lavement et non pas en boisson, à cause de sa mauvaise odeur. Le Dr Kaleniczenko conseille aussi la décoction de *Viburnum opulus,* qui contient de la propylamine et de l'acide valérianique, et le suc du *Phallus impudicus* qu'il emploie en frictions dans le rhumatisme.

Usage externe. — La propylamine a été employée moins souvent à l'extérieur. Cependant elle a été conseillée en frictions faites avec de la flanelle sur les articulations atteintes de rhumatisme. Nous préférons une brosse *ad hoc.* Nous avons aussi appliqué sur les parties malades des compresses imbibées de propylamine et renouvelées toutes les six ou huit heures.

La saumure des poissons propylamiques a été employée en Amérique avec avantage, par le Dr Scholz, sous forme de compresses dans le rhumatisme articulaire.

La propylamine et la triméthylamine étant volatiles et les vapeurs et gaz étant facilement absorbés par la peau, l'application externe de ces substances, surtout en compresses, est rationnelle, comme moyen auxiliaire. De cette façon, on tire parti non seulement de leur absorption, mais encore de leur action locale analgésique. Ces compresses peuvent aussi être utiles comme agents dérivatifs, à cause de leur action irritante sur la peau. La mauvaise odeur du médicament est un obstacle à l'emploi plus fréquent de ce moyen.

Les poissons propylamiques ont aussi été employés par les médecins russes, qui conseillent tantôt le frai, tantôt des harengs entiers macérés dans du lait, tantôt d'autres préparations.

Le Dr Kaleniczenko, attribuant la vertu thérapeutique de l'huile de foie de morue aux principes de la bile et à la propylamine, emploie dans diverses maladies l'extrait de foie de morue qui contient une plus grande quantité de cet alcali organique, sous forme de capsules, préparées par M. Meynet, pharmacien à Paris [1].

[1] D'après le professeur russe, cet extrait contient plus de la moitié de son poids de matière glycogène du foie unie à la graisse, environ 3 p. 100 de propylamine, une égale proportion d'ammoniaque, 2 p. 100 d'acide phosphorique, une proportion relativement importante de métalloïdes (chlore, brome, iode), toutes substances qui entrent aussi dans la composition de l'huile de foie de morue, mais en proportions beaucoup plus faibles.

CHAPITRE IV

EMPLOI THÉRAPEUTIQUE DE LA PROPYLAMINE, DE LA TRIMÉ-
THYLAMINE ET DES CHLORHYDRATES DE CES BASES.

I

Affections rhumatismales.

Ce fut dans cette classe de maladies que l'introducteur
de la propylamine ou plutôt de la triméthylamine dans la
thérapeutique employa pour la première fois cet alcali
organique. Après en avoir fait un usage fréquent, il lui
parut tellement utile qu'il crut avoir trouvé le véritable
spécifique des diverses affections d'origine rhumatismale.

Il alla jusqu'à penser que, dans les cas de diagnostic
douteux, cette substance, administrée pendant quelques
jours, servirait de *criterium* pour déterminer la nature de la
maladie. Les essais thérapeutiques furent faits d'abord à
l'hôpital Kalinkin de Saint-Pétersbourg et ensuite dans sa
clinique privée.

Le médecin russe traita, avec un remarquable succès, des
rhumatismes musculaires partiels et généralisés, des rhumatismes articulaires aigus et chroniques, des névralgies
faciales rhumatismales, des inflammations rhumatismales du

péricarde, des méninges et du diaphragme, des hémiplégies et des paraplégies. Dans les cas aigus, la douleur et la fièvre disparaissaient dès le deuxième jour du traitement.

D'autres médecins, en Russie, suivant la pratique du professeur Awenarius, célébrèrent les vertus anti-rhumatismales de la propylamine. Le Dr Kaleniczenko alla jusqu'à faire de cette substance une sorte de panacée, en étendant ses applications aux affections scrofuleuses, à celles des voies digestives, respiratoires, du foie, de la rate, de la peau, aux névroses, au rachitisme, aux hémorrhoïdes, à la dysménorrhée, à la leucorrhée, à l'anémie, à la chlorose. Mais les faits cliniques relatés par le professeur de l'Université de Charcow, ne sont pas probants, non seulement parce qu'il employait l'extrait de foie de morue, qu'il considère comme le meilleur des médicaments propylamiques, mais encore parce qu'il administrait en même temps d'autres médicaments, tels que les ferrugineux et l'iodure de potassium.

A. *Rhumatisme simple*. — Pendant neuf années la propylamine ne fut pas employée en dehors de la Russie. Rien ne transpirait au delà des frontières de cet empire, lorsque, à la même époque (1863-1864), cette substance fit son apparition en France, en Belgique et aux États-Unis d'Amérique. A Paris, la propylamine perdit tout son crédit entre les mains du Dr Desnos (1863). A Bruxelles, le Dr Guibert lui reconnut une vertu anti-rhumatismale (1864). En Amérique, le Dr J. Gaston fut extasié devant l'action curative de cette substance dans le rhumatisme (1864).

Après avoir brillé pendant quelque temps, la propylamine s'éclipsa presque complètement de la pratique médicale durant une période de huit années, pour se montrer de nouveau, en 1872, à l'horizon thérapeutique. Un grand nombre d'observateurs, avides de progrès, fixèrent alors les yeux sur elle.

A la suite de la communication du Dr Dujardin-Beaumetz en janvier 1873, à la Société médicale des hôpitaux de Paris, l'emploi de ce médicament fut vite répandu en France.

La grande majorité des cliniciens se prononça en faveur de l'utilité de la propylamine, de la triméthylamine et des chlorhydrates de ces bases. Ces substances furent considérées comme d'excellents remèdes du rhumatisme, et principalement du rhumatisme articulaire aigu. Il est vrai qu'on ne doit pas tenir grand compte de l'opinion de quelques apologistes qui ont employé un traitement mixte, en donnant simultanément la propylamine et d'autres substances. Quoi qu'il en soit, le nombre des guérisons de rhumatismes obtenues à l'aide de ces alcalis organiques et de leurs sels est considérable. De plus, leur emploi est rationnel, basé sur l'expérimentation physiologique, et c'est là un point de la plus haute importance.

Les ennemis de cette médication, beaucoup moins nombreux que ses partisans, ne manquèrent pas de se faire une arme des cas de rhumatisme où le traitement propylamique avait échoué. Ils oubliaient que des cas exceptionnels ne peuvent pas dépouiller un médicament de son action curative. Quel est l'agent thérapeutique, aussi héroïque qu'il soit, qui n'ait pas manqué son effet une fois ou l'autre? Cependant l'enthousiasme que manifestèrent certains médecins, principalement en France, en 1873, pour la vertu anti-rhumatismale du médicament d'Awenarius, nous paraît excessif. Il est fréquent, en médecine, de voir se produire des opinions extrêmes. On oublie le *medio tutissimus ibis*.

La propylamine est un bon agent curatif du rhumatisme

fébrile; mais elle n'est pas, en général, supérieure aux autres médicaments qui ont été employés pour combattre cette maladie. Nous croyons que c'est là la véritable déduction qu'il faut tirer des faits cliniques.

Les avantages attribués à la propylamine ou à la triméthylamine et aux chlorhydrates de ces bases dans le rhumatisme aigu sont les suivants:

Rapide décroissance de la fièvre (diminution de la fréquence, de l'amplitude et de la dureté du pouls, de l'urée et de la température), de la douleur (en 12, 24, 36 et 48 heures) et du gonflement. De là vient la prompte amélioration (douleur et mouvement supportables) que l'on observe parfois douze heures après que le médicament a été administré (Beaumetz).

Récidives moindres, légères, cédant complètement à l'emploi du même remède.

Rechutes rares, nulles (d'après quelques-uns).

Absence, durant le traitement, de complications encéphaliques et cardiaques.

Guérison, dans les cas aigus, en quatre à dix jours.

Ces résultats du traitement propylamique ou triméthylamique dans le rhumatisme aigu sont réels, positifs, mais ils n'ont pas cette précision mathématique, cette infaillibilité que lui prêtent les apologistes enthousiastes.

Les médecins ont généralement de la tendance à publier les résultats heureux obtenus avec telle ou telle substance. On craint de passer pour moins habile, en ne confirmant pas les merveilles annoncées par d'autres.

Une éclatante réaction se fit cependant contre le traitement propylamique. On signala dans les journaux et dans les Sociétés de médecine les cas peu ou point favorables.

Nous appuyant sur notre propre observation, aujourd'hui très étendue, et libre de toute prévention, nous pouvons

affirmer que la propylamine, la triméthylamine et les chlorhydrates de ces bases sont d'excellents agents curatifs du
rhumatisme aigu, fébrile, généralisé, lorsqu'ils sont conve-
nablement employés, et que leurs effets bienfaisants sont
d'autant plus prononcés que le rhumatisme est lui-même
plus intense, plus pyrétique.

Nous n'admettons pas, ainsi que nous l'avons déjà dit,
l'analogie que le Dr G. Namias suppose exister entre l'action
de la propylamine et celle de la digitale, non seulement
parce que l'action des deux substances n'est pas identique,
même sur la circulation, mais encore parce que dans leurs
effets similaires (ralentissement du pouls, abaissement de la
température), la digitale surpasse les médicaments propylamiques et agit d'une manière plus durable (¹). Il est évident
que nous considérons ces deux substances, d'une manière
générale, au point de vue de leur action physiologique, sans
qu'il soit aucunement question du traitement du rhumatisme.
A ce dernier point de vue, la digitale est inférieure à la
propylamine et à ses congénères.

L'utilité de la propylamine dans le rhumatisme aigu est
incontestable. C'est la conséquence de ses effets physiologiques.

Son action hypotherménisante et sédative du système nerveux moteur et sensitif explique la disparition de la fièvre, de
la fluxion des tissus de l'appareil locomoteur, du gonflement
articulaire, des douleurs, ainsi que de l'excès d'acide urique
et d'urée.

Dans le rhumatisme subaigu, la propylamine, la triméthylamine et les chlorhydrates de ces deux bases sont un bon
médicament. Mais leur propriété curative n'est pas aussi

(¹) Voyez : *De la thermosémiologie et thermacologie,* par le Dr P. F. da
Costa Alvarenga. Lisbonne, 1872; Anvers, 1873; Stuttgard, 1874.

accentuée que dans le rhumatisme aigu. Elle est moins décisive et moins efficace.

Dans le rhumatisme chronique, le traitement triméthylamique est loin de mériter la réputation qu'il s'est justement acquise dans le rhumatisme subaigu et plus encore dans le rhumatisme aigu. Ce fait ne doit pas nous étonner, car on l'observe avec les autres médicaments. Il est des rhumatismes qui sont réfractaires à tout moyen thérapeutique.

B. *Rhumatisme compliqué. Indications et contre-indications.* — Les complications aiguës, fébriles, cardiaques, cérébrales et pulmonaires, loin de contre-indiquer l'emploi de la propylamine et de ses synergiques, le justifient au contraire, car ces médicaments sont des hypotherménisants et des sédatifs de l'innervation et de la circulation.

a. *Affections cardiaques chroniques.* — Lorsque le rhumatisme frappe un individu déjà atteint de lésion cardiaque, de sténose et d'insuffisance des orifices et valvules, par exemple, le traitement propylamique doit-il être appliqué?

Les praticiens qui ont écrit sur la propylamine et ses dérivés sont complètement muets à cet égard. Ce que nous allons exposer est donc le résultat de notre pratique, basée sur la connaissance de l'action de ce médicament.

Les dilatations simples du cœur, les hypertrophies simples et excentriques, l'insuffisance mitrale et la tricuspide, l'hypercardiocinésie et l'endopéricardite ne contre-indiquent pas le traitement propylamique, qui peut au contraire être employé avec avantages dans toutes ces affections. Mais il faut avoir soin de ne pas le continuer longtemps, pour ne pas rompre l'équilibre de la circulation, qui doit être attentivement surveillée par le clinicien. Quand le rhumatisme sera fébrile, il ne faudra pas craindre de trop réitérer les doses de propylamine. C'est au tact médical, qui s'acquiert et se perfectionne par une pratique assidue et prudente, qu'appartient l'appréciation rigoureuse des faits cliniques.

L'atrophie, la dégénérescence graisseuse, l'ectasie avec amincissement, l'épanchement péricardiaque, l'hyposystolie ou dyscinésie, les embarras des orifices, les insuffisances aortique et pulmonaire, contre-indiquent, en général, le traitement propylamique, surtout s'il doit avoir une certaine durée. Cependant lorsque le rhumatisme est aigu, fébrile, on peut employer ce traitement, mais en ayant bien soin de surveiller l'équilibre circulatoire.

Les motifs de ces indications et contre-indications ressortent de l'action physiologique de la propylamine et de ses dérivés, ainsi que de la physiologie pathologique des maladies cardiaques. L'observation clinique qui est la pierre de touche avec laquelle nous avons toujours jugé la valeur thérapeutique des médicaments, nous a confirmé la justesse de ces déductions théoriques.

b. *Affections broncho-pulmonaires.* — Les complications broncho-pulmonaires, telles que la pneumonie, la pleurésie et la bronchite aiguës ne contre-indiquent pas le traitement triméthylamique. Il y a au contraire, dans tous ces cas, une raison de plus pour l'employer, comme nous le verrons.

c. *Altérations du sang.* — La propylamine et ses congénères sont contre-indiqués dans l'hypoglobulie, l'olighémie, l'hydrémie, tant à cause de leurs effets dépressifs qu'à cause de l'action fluidifiante, antiplastique qu'ils exercent sur le sang. Les cachexies sont dans le même cas. Cependant l'usage modéré du médicament ne produit pas ces inconvénients dans les cas de rhumatisme aigu.

d. *Névralgies*. — Les médecins russes se louent de l'emploi de la propylamine dans ces maladies; on l'a rarement conseillée pour cela dans les autres pays. Elle a été employée sous forme de frictions et de compresses, mais sans avantages signalés. Dans quelques cas il nous a paru que l'effet bienfaisant des applications locales (frictions ou compresses imbibées de propylamine pure) provenait de l'action irritante du médicament sur la peau.

L'action analgésique de la propylamine est beaucoup moins prononcée que son action sédative ou déprimante sur la circulation et la calorification.

II

Rhumatisme blennorrhagique.

L'utilité de la propylamine dans le rhumatisme ordinaire a conduit certains médecins à prescrire ce remède dans le rhumatisme blennorrhagique. Quelques praticiens, comme les Drs Brouardel et Besnier, ont relaté des cas heureux; d'autres, comme le Dr Gintrac (de Bordeaux), n'en retirèrent aucun résultat. Dans notre propre pratique, l'effet de la propylamine a été tantôt bienfaisant et tantôt nul; mais le plus souvent nous n'en avons retiré aucun bon résultat.

III

Douleurs ostéocopes.

Le Dr Gintrac et d'autres ont employé la propylamine contre les douleurs ostéocopes, mais sans beaucoup de succès. Pour nous, cette substance nous a paru utile dans les cas légers, mais elle a été impuissante à calmer les douleurs ostéocopes violentes. La vertu analgésique de la propylamine est trop faible dans ce cas, et les douleurs étant de nature spécifique, réclament un remède spécifique.

IV

Aphthes.

La propylamine a été employée pour cautériser les aphthes à cause de son action caustique sur les muqueuses, par le Dr Guibert, professeur de médecine à Louvain. Cette application est inutile. Les cathérétiques sont préférables.

V

Maladies cutanées.

Dans les dartres, principalement dans l'eczéma, M. Hétel prétend avoir employé avec avantage à l'extérieur la triméthylamine. Il y a d'autres moyens moins incommodes pour stimuler la peau.

VI

Hydropisies.

Le Dr Namias (de Venise) affirme avoir obtenu de bons résultats avec la propylamine, dans cette classe de maladies. Nous l'avons administrée dans ces cas, mais les résultats ont été incertains. L'action diurétique de la propylamine est assez contingente et ne peut soutenir la comparaison avec celle d'un certain nombre d'autres substances tant minérales que végétales. Cet agent peut cependant être ajouté à la liste des diurétiques et rendre quelques services. Les diurétiques, même ceux qui passent pour les plus énergiques, sont souvent trompeurs. Le clinicien se voit obligé, dans beaucoup de cas, de parcourir toute la série de ces médicaments, sans en rencontrer un seul qui produise l'effet attendu. A la condition d'administrer le traitement causal et proprement dit de la maladie, la propylamine peut être employée comme moyen auxiliaire et adjuvant dans la thérapeutique des hydropisies. C'est ainsi que nous agissons. Mais nous n'oublions pas que cette dernière substance ne doit pas être administrée pendant longtemps.

VII

Érysipèle.

Nous avons fait l'application externe de la propylamine dans cette maladie, en passant deux ou trois fois par jour sur les surfaces érysipélateuses un pinceau trempé dans ce liquide. Dans les cas bénins, peu intenses et peu étendus, la maladie a cédé ; peut-être a-t-elle disparu spontanément, ainsi que cela arrive d'ordinaire. La propylamine a été impuissante dans les cas graves, intenses et étendus. Cette substance est bien inférieure au silicate de potasse, qui est le meilleur agent curatif de l'érysipèle.

VIII

Fièvres intermittentes.

A cause de son action hypotherménisante, nous avons essayé la propylamine contre les fièvres intermittentes que nous avons souvent l'occasion d'observer à l'hôpital, moins souvent qu'autrefois cependant. Mais le résultat ne justifia pas l'emploi de ce médicament, qui est de beaucoup inférieur au sulfate de quinine. Néanmoins, quelques fièvres intermittentes disparurent en peu de jours sous l'influence de la propylamine. Cette substance fut administrée à la dose de 1 à 2 grammes par jour, dissous dans 200 grammes d'eau distillée, le tout divisé en quatre portions égales, dont la dernière était prise cinq à six heures avant le moment présumé de l'accès. C'est donc un médicament de plus à introduire dans la liste déjà longue des agents dirigés contre les fièvres intermittentes simples.

IX

Affections cardiaques.

A propos des complications du rhumatisme, nous avons signalé les affections cardiaques, aiguës et chroniques, dans lesquelles la propylamine peut être employée avec avantage. Nous avons seulement à noter ici l'hypercardiocinésie, dans laquelle ce médicament nous a donné de bons résultats. En l'absence de faits observés par d'autres, nous l'avons prescrit contre cet état morbide, en nous basant uniquement sur son action sédative sur l'appareil circulatoire, action qui consiste à retarder et à affaiblir les mouvements cardiaques, et à rendre en conséquence le pouls plus faible (moins ample et moins dur) et plus lent. Le résultat clinique répondit à l'induction physiologique. Cette substance peut être inscrite au nombre des médications rationnelles de l'hypercardio-cinésie.

Il y eut dans quelques cas des récidives, mais elles furent beaucoup plus espacées et cédèrent à un nouvel emploi de la propylamine (1 à 2 grammes par jour, dissous dans 200 grammes d'eau distillée, à prendre en quatre fois de deux heures en deux heures). Un cas surtout nous a frappé : le mal qui durait depuis longtemps disparut en quelques jours sous l'influence de la propylamine, et il n'y eut point de récidive pendant quatre ans.

Il est souvent indiqué dans les maladies cardiaques et pulmonaires, d'activer ou d'affaiblir la force impulsive de l'organe central de la circulation. La propylamine peut être employée pour remplir la seconde de ces indications. Elle sera toujours d'un grand secours dans le traitement des diverses affections des organes de la respiration et de la circulation.

X

Affections broncho-pulmonaires.

A. *Bronchite chronique.* — Nous avons administré avec avantage la propylamine dans les catarrhes bronchiques.

Cet alcali volatil, en s'éliminant par les poumons, excite la muqueuse pulmonaire, d'où résulte une augmentation dans la sécrétion du mucus. Celui-ci délaie les crachats, les rend moins épais, moins adhérents et facilite leur expectoration.

La muqueuse soumise à une excitation modérée, mais prolongée, par le fait de l'élimination du médicament, finit par se modifier.

Les petites doses (50 centigrammes par jour dissous dans 120 à 200 grammes d'eau distillée), employées pendant un certain temps, nous ont donné les meilleurs résultats, et il devait en être ainsi. Nous avons parlé plus haut de la bronchite aiguë.

En somme, la propylamine et la triméthylamine sont des médicaments expectorants. Leur emploi se trouve conséquemment indiqué dans tous les cas qui réclament une médication expectorante. Il paraît inutile de rappeler ici que l'attention du praticien doit toujours être fixée sur la maladie principale, dont il doit remplir avec le plus grand soin les indications thérapeutiques.

B. *Pleurodynie.* — Nous avons appliqué *loco dolenti* des compresses imbibées de propylamine du commerce que nous maintenions en place à l'aide d'un bandage et que nous renouvelions toutes les huit heures. Mais ce médicament ne présente aucun avantage. Il a le double inconvénient de sa mauvaise odeur et de son action peu énergique. D'ailleurs, ce ne serait peut-être pas ici la place de la pleurodynie.

C. *Pneumonie et pleuro-pneumonie aiguës.* — L'action hypotherménisante de la propylamine et de ses congénères nous a fait pressentir leur utilité dans ces maladies, avant qu'aucun fait clinique ait été produit à l'appui de cette opinion. Les résultats de notre expérimentation clinique, qui est toujours, nous le répétons, la pierre de touche à l'aide de laquelle nous apprécions les vertus curatives des médicaments, confirmèrent pleinement nos prévisions théoriques.

Nous avons traité avec succès un grand nombre de pneumonies et de pleuro-pneumonies aiguës par la propylamine, la triméthylamine et les chlorhydrates de ces bases; et déjà, en 1873, nous avons publié quelques-unes de ces observations cliniques, avec tableaux thermo-sphygmo-pnéométriques à l'appui.

Dans les premiers cas, la propylamine fut administrée à la dose quotidienne de 50 centigrammes à 1 gramme dans 100 à 200 grammes d'eau distillée. Plus tard, nous élevâmes la dose à 2 grammes. La dose ordinaire est de 1 gramme et demi, dissous dans 200 grammes d'eau distillée, que l'on administre en quatre doses égales, de deux heures en deux heures. Les malades ont bien supporté le médicament, et les symptômes allèrent en diminuant graduellement jusqu'à leur complète disparition. Les crachats perdirent leur couleur et leur viscosité anormales et furent expectorés avec facilité. Le dépôt des urines (acide urique et urates) disparut. Elles devinrent limpides et transparentes. La fréquence et l'amplitude du pouls diminuèrent et revinrent à leur degré normal, la température baissa jusqu'à la moyenne physiologique, la respiration devint régulière et calme. Toute oppression disparut. Dans quelques cas, la température et le pouls descendirent au-dessous de la moyenne normale et s'y maintinrent pendant deux et trois jours après la suspension du médicament. L'hypothermasie et le ralentissement du pouls sont surtout notables, lorsque la propylamine est administrée à la dose quotidienne de 2 grammes et au-dessus. Nous avons constaté plusieurs fois un accroissement de l'excrétion urinaire. L'hyperhydrose a été en général peu prononcée et n'a pas été souvent observée.

La durée du traitement a oscillé entre 4 et 6 jours. La convalescence a été rapide. Nous n'avons jamais observé aucun accident nuisible ou désagréable. Dès que la fièvre a disparu, il n'est plus nécessaire de continuer l'usage de la propylamine, quoique les signes stéthoscopiques et plessimétriques révèlent encore l'existence de la pneumonie. Celle-ci se résout peu de temps après.

La guérison complète de la maladie a été constatée le dixième jour, en moyenne. Il est inutile de dire que nous avons employé la propylamine à l'exclusion de tout autre moyen thérapeutique.

CHAPITRE V

OBSERVATIONS CLINIQUES

Pour justifier par des exemples l'emploi que nous avons fait de la propylamine, de la triméthylamine et des chlorhydrates de ces alcalis, nous allons reproduire ici, en résumé, quelques observations extraites de notre registre clinique de l'infirmerie de Saint-Sébastien (Hôpital Saint-Joseph), dont la direction nous était confiée.

A côté du résultat thérapeutique, ces observations cliniques font voir la marche de la température, du pouls et de la respiration, sous l'influence du traitement triméthylamique exclusif. Quelques-unes indiquent aussi les modifications dans la forme du pouls, représentées par des tracés sphygmographiques, ainsi que les caractères physiques des urines.

Observation I.

Rhumatisme polyarticulaire aigu, datant de quinze jours; emploi de la propylamine; tableau thermo-sphygmo-pnéométrique; guérison en neuf jours.

F..., âgé de vingt-deux ans, célibataire, tempérament lymphatique, faible constitution, taille ordinaire, cultivateur, entre à l'infirmerie clinique de l'Hôpital Saint-Joseph le 20 avril 1873. Il est atteint de rhumatisme polyarticulaire aigu datant de quatorze jours. Ce malade a eu la variole et la rougeole dans son enfance, et n'a jamais été vacciné.

Il se plaint d'une grande difficulté dans les mouvements et de douleurs dans presque toutes les articulations des membres. Le genou gauche est tuméfié et rouge. La pression et les mouvements augmentent les douleurs. Le thermomètre, appliqué sur le point le plus rouge de cette articulation, marqua 36° 5 à sept heures du matin, et 36° 4 à quatre heures du soir. Le réservoir du thermomètre fut recouvert de coton dans la partie qui n'était pas en contact avec la peau. Fièvre, inappétence.

Voici quelle fut la marche de la température du pouls et de la respiration pendant le cours de cette maladie :

JOURS D'OBSERVATION à l'hôpital.	JOURS DE LA MALADIE	DE 6 A 7 HEURES du matin.			DE 3 A 4 HEURES du soir.			TRAITEMENT
		Température.	Pouls.	Respiration.	Température.	Pouls.	Respiration.	
1	15	39°1	104	20	39°8	96	24	(15) Propylamine 50 cent., eau distillée 100 gram., sirop simple 30 gram. Une cuillerée à soupe de 2 en 2 heures.
2	16	38°8	84	22	»	»	»	(16) *Id.*
3	17	38°3	64	22	38°4	64	22	(17) *Id.*
4	18	38°0	64	20	39°1	76	20	(18) *Id.*
5	19	37°9	58	20	38°4	60	22	(19) *Id.*
6	20	37°7	48	20	38°1	52	22	(20) Rien.
7	21	37°0	44	20	37°3	48	20	(21) *Id.*
8	22	37°1	48	20	37°5	48	20	(22) *Id.*
9	23	37°2	48	18	»	»	»	(23) Guérison.

Le deuxième jour du traitement, les douleurs ne furent pas modifiées, malgré la diminution de la température et de la fréquence du pouls.

Le troisième jour du traitement (17e de la maladie), les douleurs des genoux diminuèrent d'intensité ; mais celles des autres jointures persistèrent sans aucune amélioration.

Le quatrième jour, les douleurs s'étaient notablement calmées dans toutes les articulations. La rougeur et la tuméfaction du genou gauche avaient disparu.

Le cinquième jour, il n'existait plus aucune douleur. Le malade se lève et marche sans difficulté. Je fais alors cesser l'usage de la propylamine. Il en avait été administré 2 grammes 1/2 en cinq jours, à raison de 50 centigrammes par jour.

Le sixiéme jour (20ᵉ de la maladie), le malade éprouva quelques douleurs en marchant.

Le septième, toute douleur avait entièrement disparu. Le malade fut conservé encore deux jours à l'infirmerie et sortit ensuite guéri.

On voit clairement, dans le tableau numérique de la température, de la circulation et de la respiration, les modifications que ces trois fonctions ont subies sous l'influence de la propylamine. Dès le lendemain du jour où fut administrée la première dose de cette substance, le pouls diminua de vingt pulsations par minute, tombant de 104 à 84, et la température baissa de 3 dixièmes de degré.

La respiration au contraire fut quelque peu accélérée. La température subit une décroissance continue et fut ramenée au niveau physiologique le cinquième jour du traitement propylamique. Le pouls diminua rapidement de fréquence et tomba, dans le même espace de temps, au-dessous de la normale. Après la suspension de la propylamine, la température descendit encore et se maintint ensuite dans ses limites normales. Le pouls tomba à 44 pulsations par minute. Le jour de la sortie du malade, la température était normale (37° 2) et le pouls, encore fort lent, avait 48 pulsations par minute.

OBSERVATION II

*Rhumatisme général aigu, datant de quatre jours; propylamine :
1 à 4 grammes par jour; tableau thermo-sphygmo-pnéométrique;
guérison en quatorze jours.*

F..., âgé de cinquante-quatre ans, veuf, tempérament mixte, constitution moyenne, cuisinier, entre à l'infirmerie Saint-Sébastien, lit n° 45, le 19 septembre 1873. Il est atteint, depuis quatre jours, de rhumatisme général aigu. Il a eu la variole et la rougeole et a été vacciné dans son enfance.

Cette observation est une de celles où la propylamine a complètement réussi. Le rhumatisme était généralisé; mais les membres étaient surtout atteints, les membres supérieurs plus que les inférieurs. Les poignets étaient très enflés. L'immobilité du malade était presque complète et générale. Il ne pouvait exécuter le moindre mouvement, soit avec les bras, soit avec les jambes.

Cet individu prit trente-huit grammes et demi de propylamine en quatorze jours, sans éprouver, durant cette période, la moindre incommodité qui pût être attribuée à l'usage du médicament. On obtint une guérison complète.

Voici les résultats de l'observation thermo-sphygmo-pnéométrique :

JOURS D'OBSERVATION à l'hôpital.	JOURS DE LA MALADIE.	DE 6 A 7 HEURES du matin.			DE 3 A 4 HEURES du soir.			TRAITEMENT
		Température.	Pouls.	Respiration.	Température.	Pouls.	Respiration.	
1	5	39°0	96	22	39°0	100	24	(1) Propylamine 1 gram., eau distillée 100 gram., sirop simple 30 gram., en 4 doses chacune de 2 en 2 heures.
2	6	39°5	108	24	39°0	100	26	(2) *Id.*
3	7	38°6	96	24	39°0	100	24	(3) *Id.*, 1 ¹/₂ gramme.
4	8	38°3	84	22	38°8	100	24	(4) *Id.*, 2 grammes.
5	9	38°4	88	24	38°7	84	22	(5) *Id.*, *ibid.*
6	10	38°3	80	20	39°0	100	24	(6) *Id.*, *ibid.*
7	11	38°6	80	22	39°6	96	24	(7) *Id.*, 3 grammes.
8	12	38°4	96	20	39°4	100	24	(8) *Id.*, *ibid.*
9	13	38°4	88	20	»	»	»	(9) *Id.*, *ibid.*
10	14	38°3	80	24	39°1	96	22	(10) *Id.*, 4 grammes.
11	15	37°8	84	22	38°7	84	22	(11) *Id.*, *ibid.*
12	16	38°0	80	20	38°4	92	24	(12) *Id.*, *ibid.*
13.	17	37°8	80	20	38°0	88	22	(13) *Id.*, *ibid.*
14	18	37°6	80	20	37°8	76	24	(14) *Id.*, *ibid.*
15	19	37°6	84	20	37°8	84	24	(15) Rien.
16	20	37°2	92	20	37°4	80	22	(16) *Id.*
17	21	37°2	76	20	37°4	96	24	(17) *Id.*
18	22	37°2	76	20	37°3	76	22	(18) *Id.*

L'amélioration, un peu tardive cette fois, commença à se manifester le cinquième jour du traitement. Le malade nous dit que ses bras étaient moins douloureux et son tronc plus libre.

Le huitième jour du traitement (12e de la maladie), les douleurs étaient en général moindres, les poignets étaient désenflés, mais les mouvements étaient encore difficiles, tant dans les membres inférieurs que dans les membres supérieurs, principalement dans ces derniers.

Le douzième jour du traitement (16e de la maladie), le malade ressentit encore quelques douleurs vagues; les mouvements étaient déjà faciles.

Le quinzième jour, il n'y avait plus la moindre douleur et les mouvements étaient tout à fait libres. Le malade toutefois était assez faible. Cinq jours après, il sortit complètement rétabli.

OBSERVATION III

*Rhumatisme polyarticulaire aigu datant de huit jours; hydropéri-
cardite; propylamine à la dose quotidienne de 1 à 3 grammes
pendant dix jours; guérison en douze jours; tableau thermo-
sphygmo-pnéométrique.*

F..., âgé de quarante et un ans, veuf, à tempérament sanguin, de
forte constitution, cultivateur, entre à l'hôpital St-Joseph, infirmerie
Saint-Sébastien, lit n° 54, le 9 septembre 1873. Il est atteint depuis
huit jours de rhumatisme polyarticulaire aigu et d'hydropécardite.

Ce malade a eu la variole et la rougeole dans son enfance et n'a
jamais été vacciné. Quand nous l'examinâmes pour la première fois,
il se plaignait de douleurs aiguës générales, qui lui rendaient à peu
près impossibles les mouvements des membres inférieurs et des
membres supérieurs, mais surtout de ces derniers. Aux symptômes
du rhumatisme s'ajoutaient ceux d'une hydropéricardite. L'examen
de la température, du pouls et de la respiration donna les résultats
suivants :

JOURS D'OBSERVATION à l'hôpital.	JOURS DE LA MALADIE	DE 6 A 7 HEURES du matin.			DE 3 A 4 HEURES du soir.			TRAITEMENT
		Température.	Pouls.	Respiration.	Température.	Pouls.	Respiration.	
1	9	39°1	108	24	39°6	112	24	(1) Propylamine 1 gr., eau distillée 100 gram., sirop simple 30 gr. En 4 doses de 2 en 2 h.
2	10	38°9	92	20	39°4	96	24	(2) *Id.,* 2 gram.
3	11	38°8	84	20	39°0	92	22	(3) *Id., ibid.*
4	12	38°0	84	20	38°5	96	24	(4) *Id.,* 3 gram.
5	13	38°1	96	20	38°5	84	24	(5) *Id., ibid.*
6	14	38°0	80	20	38°6	90	24	(6) Un purgatif de sulfate de soude.
7	15	38°0	72	20	38°6	84	24	(7) Propylamine 3 gram.
8	16	37°8	80	20	38°2	84	22	(8) *Id*
9	17	37°8	76	22	38°0	80	22	(9) *Id.*
10	18	36°2	64	20	37°8	76	22	(10) *Id.*
11	19	37°5	60	20	37°4	74	20	(11) *Id.*
12	20	37°2	60	20	37°2	72	22	(12) Un purgatif de sulfate de soude.
13	21	»	»	»	»	»	»	(13) Suspension de tout traitement.

OBSERVATION IV

*Rhumatisme polyarticulaire aigu datant de quatre jours; propy-
lamine à la dose quotidienne de 1 à 2 grammes, pendant dix jours;
guérison en neuf jours; tableau thermo-sphygmo-pnéométrique.*

F..., âgé de vingt-trois ans, sanguin, robuste, exerçant la
profession de pétrisseur; malade depuis quatre jours. Observation
thermo-sphygmo-pnéométrique :

JOURS D'OBSERVATION à l'hôpital.	JOURS DE LA MALADIE	DE 6 A 7 HEURES du matin.			DE 3 A 4 HEURES du soir.			TRAITEMENT
		Température.	Pouls.	Respiration.	Température.	Pouls.	Respiration.	
1	5	39°6	104	24	39°7	104	24	(1) Propylamine 1 gram., eau distillée 100 gram., sirop simple 30 gr. En 4 doses, de 2 en 2 heures.
2	6	39°2	88	20	39°3	96	24	(2) *Id.*, 1 ¹/₂ gram.
3	7	38°9	88	20	39°2	88	22	(3) *Id., ibid.*
4	8	39°0	88	20	39°2	88	22	(4) *Id., ibid.*
5	9	38°6	76	18	39°3	88	24	(5) *Id.*, 2 gram.
6	10	38°6	76	20	38°5	72	22	(6) *Id., ibid.*
7	11	37°8	64	18	38°2	68	20	(7) *Id., ibid.*
8	12	37°6	68	18	37°6	52	20	(8) *Id., ibid.*
9	13	37°2	56	18	37°6	60	20	(9) *Id., ibid.*
10	14	37°2	60	18	37°8	64	20	(10) *Id , ibid.*
11	15	36°8	52	18	37°3	64	20	(11) Rien.
12	16	36°6	52	18	37°8	60	20	(12) *Id.*

Le neuvième jour du traitement, le malade ne présentait plus
aucun symptôme de rhumatisme. Il se trouvait bien.

Cinq jours après, il sortait de l'hôpital entièrement guéri.

OBSERVATION V

*Rhumatisme aigu généralisé, datant de cinq jours; propylamine à la
dose quotidienne de 1 à 2 grammes pendant trois jours; guérison
en six jours; tableau thermo-sphygmo-pnéométrique.*

F..., âgé de vingt-trois ans, célibataire, tempérament sanguin,

BIBLIOTHÈQUE NATIONALE R.F. IMPRIMÉS

constitution moyenne, taille ordinaire, cultivateur, entre à l'hôpital Saint-Joseph, infirmerie Saint-Sébastien, lit n° 48, le 11 août 1873. Il est atteint, depuis cinq jours, de rhumatisme aigu des membres inférieurs et du tronc.

Ce malade a eu la variole et la rougeole dans son enfance et n'a jamais été vacciné.

Voici l'observation de la température, du pouls et de la respiration :

JOURS D'OBSERVATION à l'hôpital.	JOURS DE LA MALADIE	DE 6 A 7 HEURES du matin.			DE 3 A 4 HEURES du soir.			TRAITEMENT
		Température.	Pouls.	Respiration.	Température.	Pouls.	Respiration.	
1	6	»	»	»	40°0	104	26	(1) Propylamine 1 gram., eau distillée 100 gram., en 4 doses de 2 en 2 h.
2	7	38°3	84	24	39°4	88	24	(2) *Id.*, 2 grammes.
3	8	38°4	76	22	38°5	80	24	(3) *Id., ibid.*
4	9	38°0	84	24	37°8	64	24	(4) Un purgatif de sulfate de soude.
5	10	37°1	60	20	38°5	60	24	(5) Rien.
6	11	37°0	48	22	37°7	64	22	(6) *Id.*
7	12	37°0	52	20	36°5	52	22	(7) *Id.*

Le quatrième jour du traitement (9e de la maladie) les douleurs avaient à peu près disparu.

Le sixième jour (11e de la maladie) la guérison était obtenue. Le malade quitta l'hôpital deux jours après.

Observation VI

Rhumatisme général aigu datant de trente jours; propylamine à la dose quotidienne de 1 à 2 grammes pendant huit jours; guérison en treize jours; tableau thermo-sphygmo-pnéométrique.

F...., âgé de vingt-deux ans, célibataire, tempérament lymphatique, constitution moyenne, taille ordinaire, jardinier, entre à l'hôpital Saint-Joseph, infirmerie Saint-Sébastien, lit n° 45, le 14 mai 1873, atteint de rhumatisme général aigu datant déjà d'un mois. Ce malade a eu la variole et la rougeole dans son enfance.

Le lendemain du jour de son admission, il accusait de fortes douleurs dans les épaules, les poignets, les hanches, les genoux et les articulations tibio-tarsiennes. On constatait une certaine tuméfaction des genoux, des pieds et des articulations tibio-tarsiennes. Les douleurs augmentaient à la pression. Le malade était dans l'immobilité. Langue large, légèrement rosée; inappétence; constipation depuis trois jours. L'examen thermo-sphygmo-pnéométrique donna les résultats suivants :

JOURS D'OBSERVATION à l'hôpital.	JOURS DE LA MALADIE	DE 6 A 7 HEURES du matin.			DE 3 A 4 HEURES du soir.			TRAITEMENT
		Température.	Pouls.	Respiration.	Température.	Pouls.	Respiration.	
1	30	»	»	»	39°1	84	24	(30) Un purgatif de sulfate de soude.
2	31	38°4	80	24	39°0	84	22	(31) Un lavement ordinaire
3	32	38°2	72	20	39°0	80	24	(32) Propylamine 1 gram., eau distillée 100 gram., une cuillerée à soupe de 2 en 2 heures.
4	33	38°0	72	22	38°6	80	24	(33) *Id.*, 1 $^1/_2$ gramme.
5	34	37°9	72	22	38°0	58	22	(34) *Id., ibid.*
6	35	37°3	58	20	37°8	58	24	(35) *Id., ibid.*
7	36	37°0	58	18	37°1	60	22	(36) *Id., ibid.*
8	37	37°1	60	18	37°6	52	22	(37) *Id., ibid.*
9	38	37°0	52	18	37°7	58	24	(38) *Id.*, 2 grammes.
10	39	37°1	56	18	37°4	60	22	(39) *Id., ibid.*
11	40	37°0	58	18	37°4	58	20	(40) Rien.
12	41	37°0	54	18	37°3	60	22	(41) *Id.*
13	42	»	»	»	37°3	68	24	(42) *Id.*

L'état général du malade ne] se modifia pas durant les deux premiers jours de l'observation. Le purgatif pris le premier jour n'ayant pas produit d'effet, on administra le lendemain un lavement. Les urines étaient claires, limpides, sans dépôt et présentaient une densité de 1026 à l'urinomètre de Prout.—Le troisième jour de l'observation (32ᵉ de la maladie) les douleurs étaient plus fortes dans les articulations des membres; la densité des urines était de 1027. — Le quatrième jour, les douleurs des membres supérieurs étaient les mêmes que la veille, mais celles des membres inférieurs étaient moindres. Densité des urines : 1024. — Le cinquième jour, aucune modification dans l'état du malade. — Le sixième, les douleurs avaient disparu de toutes les jointures, à l'exception de celles des doigts des mains. Les urines avaient une densité de 1025. — Le septième jour, les douleurs ne persistaient plus que dans les doigts de la main droite. Densité des urines : 1020. Quantité : 1,050 grammes. — Le huitième, les douleurs des doigts avaient disparu. Le malade accusait de légères douleurs dans les genoux et l'épaule droite. Le pouls était faible et lent. Densité des urines : 1023. Quantité : 1,200 grammes. — Le neuvième jour, douleurs à peine sensibles dans les genoux seulement. Densité des urines : 1022. Quantité : 1,000 grammes. — Le dixième jour de l'observation (39e de la maladie), toute douleur avait disparu. Densité des urines : 1021. Quantité : 900 grammes. On suspendit ce jour-là l'emploi de la triméthylamine, et quatre jours après le malade sortit de l'hôpital entièrement guéri.

OBSERVATION VII

Rhumatisme polyarticulaire subaigu, datant de sept jours; chlorhydrate de triméthylamine à la dose quotidienne de 1 gramme à un gramme et demi, pendant huit jours; guérison en neuf jours; tableau thermo-sphygmo-pnéométrique.

F..., âgé de vingt ans, lymphatique, faible.

L'observation de la température du pouls et de la respiration donna les résultats suivants :

JOURS D'OBSERVATION à l'hôpital.	JOURS DE LA MALADIE	DE 6 A 7 HEURES du matin.			DE 3 A 4 HEURES du soir.			TRAITEMENT
		Température.	Pouls.	Respiration.	Température.	Pouls.	Respiration.	
1	8	38°5	100	24	38°7	104	26	(1) Chlorhydrate de triméthylamine 1 gramme, eau distillée 150 gr. En 4 doses de 2 en 2 h.
2	9	38°1	96	22	38°4	88	22	(2) *Id.*
3	10	38°2	80	20	39°2	100	22	(3) *Id.*
4	11	39°0	88	20	39°6	96	24	(4) *Id.*, 1 $^1/_2$ gram.
5	12	38°6	84	22	38°6	76	24	(5) *Id., ibid.*
6	13	37°6	64	18	37°0	64	22	(6) *Id., ibid.*
7	14	37°0	64	20	36°6	60	20	(7) *Id., ibid.*
8	15	36°4	64	18	37°0	60	20	(8) *Id., ibid.*
9	16	36°6	60	18	37°1	60	20	(9) Rien.
10	17	36°5	48	16	37°0	60	18	(10) *Id.*
11	18	»	»	»	»	»	»	(11) *Id.*

Le neuvième jour du traitement la guérison était obtenue.

OBSERVATION VIII

*Rhumatisme polyarticulaire aigu, datant de quatre jours; propyla-
mine à la dose quotidienne de 1 à 2 grammes pendant onze jours;
guérison en douze jours; tableau thermo-sphygmo-pnéométrique.*

F..., âgé de vingt-trois ans, célibataire, tempérament sanguin,
constitution robuste, taille ordinaire, exerçant la profession de pétrisseur, entre à l'hôpital Saint-Joseph, infirmerie Saint-Sébastien, lit
n° 13, le 20 novembre 1873. Il est atteint depuis quatre jours de
rhumatisme polyarticulaire aigu.

Ce malade a eu la variole et la rougeole dans son enfance et n'a
jamais été vacciné.

L'observation de la température, du pouls et de la respiration
donna les résultats suivants :

JOURS D'OBSERVATION à l'hôpital.	JOURS DE LA MALADIE	DE 6 A 7 HEURES du matin.			DE 3 A 4 HEURES du soir.			TRAITEMENT
		Température.	Pouls.	Respiration.	Température.	Pouls.	Respiration.	
1	5	39°6	104	24	39°7	104	24	(1) Propylamine 1 gram., eau distillée 100 gram , sirop simple 30 gram. En 4 doses de 2 en 2 h.
2	6	39°2	88	20	39°3	96	24	(2) *Id.*, 1 ¹/₂ gramme.
3	7	38°9	88	20	39°2	88	22	(3) *Id., ibid.*
4	8	39°0	88	20	39°2	88	22	(4) *Id., ibid.*
5	9	38°6	76	18	39°3	88	24	(5) *Id.*, 2 grammes.
6	10	38°6	76	20	38°5	72	22	(6) *Id., ibid.*
7	11	37°8	64	18	38°2	68	20	(7) *Id., ibid.*
8	12	37°6	68	18	37°6	52	20	(8) *Id., ibid.*
9	13	37°2	56	18	37°6	60	20	(9) *Id., ibid.*
10	14	37°2	60	18	37°8	64	20	(10) *Id., ibid.*
11	15	33°8	52	18	37°3	64	20	(11) *Id., ibid.*
12	16	36°6	52	18	37°4	60	20	(12) Rien.

Ce malade se trouvant délivré de ses douleurs rhumatismales le
douzième jour de sa présence à l'infirmerie, sortit de l'hôpital deux
jours après, entièrement guéri.

Le cinquième jour du traitement, le pouls était revenu à l'état normal. Le septième jour, la température était encore légèrement fébrile dans la soirée, et le malade se plaignait encore de ses douleurs. Le douzième, la température et surtout le pouls étaient revenus à leur moyenne physiologique.

OBSERVATION IX

Rhumatisme polyarticulaire subaigu, datant de quatre jours; propylamine à la dose quotidienne de 1 à 2 grammes, pendant cinq jours; tableau thermo-sphygmo-pnéométrique.

F..., âgé de vingt-deux ans, célibataire, tempérament lymphatique, constitution faible, de haute taille, exerçant la profession de manœuvre, entre à l'infirmerie Saint-Sébastien, lit n° 18, le 10 août 1873, atteint depuis quatre jours d'un rhumatisme général subaigu. Ce malade a eu la variole et la rougeole dans son enfance et n'a jamais été vacciné. Il accusait, à son entrée, des douleurs dans les membres pelviens et thoraciques. Les pieds et les genoux étaient enflés. Inappétence; céphalalgie.

L'observation thermo-sphygmo-pnéométrique donna les résultats suivants :

JOURS D'OBSERVATION à l'hôpital	JOURS DE LA MALADIE	DE 6 A 7 HEURES du soir.			DE 3 A 4 HEURES du soir.			TRAITEMENT
		Température.	Pouls.	Respiration.	Température.	Pouls.	Respiration.	
1	6	»	»	»	38°3	87	24	(1) Propylamine 1 gram., eau distillée 100 gram. En 4 doses, de 2 heures en 2 heures.
2	7	38°0	80	20	37°4	76	22	(2) *Id.*, 2 gram.
3	8	37°5	64	18	36°6	72	22	(3) *Id., ibid.*
4	9	37°6	64	18	37°8	64	20	(4) *Id., ibid.*
5	10	36°8	60	20	37°8	52	22	(5) Rien.
6	11	36°8	56	20	37°0	60	20	(6) *Id.*

Le malade quitta l'hôpital le septième jour, entièrement guéri.

Le troisième jour de l'observation (8° de la maladie), les douleurs étaient moindres, l'enflure des pieds et du genou droit avait disparu, mais celle du genou gauche persistait encore. Il n'y avait plus de céphalalgie ni d'inappétence. Le quatrième jour, les douleurs étaient à peu près nulles et le genou gauche était complètement désenflé. Le cinquième jour, le malade était tout à fait bien.

Le tableau suivant indique la quantité et la densité des urines pendant la durée du traitement propylamique et dans les deux jours qui suivirent la suspension de ce traitement.

JOURS	QUANTITÉ	DENSITÉ
2e.............	700 grammes.............	1022
3e.............	1350 —	1020
4e.............	1200 —	1017
5e.............	700 —	1020
6e.............	750 —	1020

La densité des urines était prise avec l'urinomètre de Prout.

OBSERVATION X

Rhumatisme polyarticulaire chronique, datant de cinquante-six jours ; chlorhydrate de triméthylamine à la dose quotidienne de 1 gramme à 1 gramme 1/2, pendant neuf jours ; guérison en onze jours ; tableau thermo-sphygmo-pnéométrique.

F..., âgé de soixante-quatre ans, tempérament mixte, constitution moyenne, cultivateur.

Observation thermo-sphygmo-pnéométrique :

JOURS D'OBSERVATION à l'hôpital.	JOURS DE LA MALADIE.	DE 6 A 7 HEURES du matin.			DE 3 A 4 HEURES du soir.			TRAITEMENT
		Température.	Pouls.	Respiration.	Température.	Pouls.	Respiration.	
1	57	37°2	64	24	37°4	68	24	(1) Chlorhydrate de triméthylamine 1 gram., eau distillée 150 gr. En 4 doses, chac. de 2 en 2 h.
2	58	37°4	64	20	37°4	72	22	(2) *Id., ibid.*
3	59	36°8	68	18	37°3	76	22	(3) *Id., ibid.*
4	60	37°3	76	20	37°2	64	20	(4) *Id., ibid.*
5	61	37°0	60	18	37°0	64	20	(5) *Id., ibid.*
6	62	37°0	64	18	37°4	76	22	(6) *Id., ibid.*
7	63	36°8	72	18	37°2	72	20	(7) *Id., ibid.*
8	64	37°0	68	18	37°0	72	22	(8) *Id., ibid.*
9	65	36°8	64	16	37°0	68	20	(9) *Id., ibid.*
10	66	37°0	76	18	37°2	80	24	(10) Rien.
11	67	»	»	»	»	»	»	(11) »

Le huitième jour du traitement, le malade se trouvait à peu près bien et pouvait se promener sans difficulté dans la salle. Trois jours après il sortait de l'hôpital entièrement guéri.

OBSERVATION XI

Rhumatisme général chronique, datant de trente jours; propylamine à la dose de 1 à 3 grammes pendant dix jours; guérison en treize jours; tableau thermo-sphygmo-pnéométrique.

F..., âgé de vingt-deux ans, tempérament mixte, constitution moyenne, charretier.

L'observation de la température, du pouls et de la respiration donna les résultats suivants :

JOURS D'OBSERVATION à l'hôpital.	JOURS DE LA MALADIE	DE 6 A 7 HEURES du matin.			DE 3 A 4 HEURES du soir.			TRAITEMENT
		Température.	Pouls.	Respiration.	Température.	Pouls.	Respiration.	
1	31	37°1	68	20	37°2	68	22	(1) Propylamine 1 gr., eau distillée 100 gr. En 4 doses, de 2 en 2 h.
2	32	37°1	64	20	37°2	64	20	(2) *Id.,* 2 gram.
3	33	37°1	60	18	37°3	68	20	(3) *Id., ibid.*
4	34	37°5	58	16	37°6	64	20	(4) *Id.,* 2 ½ gram.
5	35	37°0	60	18	37°7	76	24	(5) Un purgatif avec le sulfate de soude.
6	36	37°3	68	20	37°6	72	24	(6) Propylamine 2 gr.
7	37	37°2	68	20	37°4	68	24	(7) *Id.,* 2 ½ gram.
8	38	36°8	68	20	37°0	68	22	(8) *Id., ibid.*
9	39	36°3	64	20	37°3	72	20	(9) *Id.,* 3 gram.
10	40	36°8	68	20	27°2	72	22	(10) *Id.*
11	41	36°4	64	20	37°3	68	22	(11) *Id.*
12	42	36°6	68	20	»	»	»	(12) Rien.
13	43	»	»	»	»	»	»	(13) *Id.*

OBSERVATION XII

Fièvre intermittente quotidienne, datant de six jours; propylamine à la dose de 2 à 4 grammes par jour, pendant dix jours; guérison en six jours; tableau thermo-sphygmo-pnéométrique.

F..., âgé de vingt-trois ans, célibataire, tempérament sanguin, constitution robuste, entre à l'hôpital Saint-Joseph, infirmerie Saint-Sébastien, lit n° 5, le 1er août 1873, atteint depuis six jours d'une fièvre intermittente quotidienne.

Ce malade a eu la rougeole dans son enfance; il n'a jamais été vacciné et n'a pas eu la variole.

L'observation de la température, du pouls et de la respiration donna les résultats suivants :

JOURS D'OBSERVATION à l'hôpital.	JOURS DE LA MALADIE.	DE 6 A 7 HEURES du matin.			DE 3 A 4 HEURES du soir.			TRAITEMENT
		Température.	Pouls.	Respiration.	Température.	Pouls.	Respiration.	
1	7	40°0	100	24	37°8	72	24	(1) Rien.
2	8	39°8	96	22	36°8	64	22	(2) Propylamine 2 gram., eau distillée 100 gr. En 3 doses, à 8, 9 et 10 h. du soir.
3	9	39°6	92	24	37°6	64	22	(3) *Id.*, 3 grammes.
4	10	39°5	92	24	37°8	64	22	(4) *Id.*, *ibid.*
5	11	39°7	84	22	»	»	»	(5) *Id.*, 4 grammes.
6	12	38°5	72	22	»	»	»	(6) *Id.*, *ibid.*
7	13	37°2	60	20	»	»	»	(7) Rien ; il n'y a plus de fièvre.
8	14	37°3	60	18	»	»	»	(8) *Id.*, *ibid.*
9	15	37°3	64	18	»	»	»	(9) »

Ce malade prit en cinq jours 16 grammes de propylamine, sans en éprouver le moindre inconvénient. La fièvre cessa dès le sixième jour.

Observation XIII

Fièvre intermittente quotidienne datant de neuf jours; propylamine à la dose de 2 à 3 grammes par jour, pendant trois jours; guérison en trois jours; tableau thermo-sphygmo-pnéométrique.

F..., âgé de vingt-huit ans, célibataire, tempérament mixte, constitution moyenne, cultivateur, entre dans notre service, lit n° 32, le 13 septembre 1873. Il est atteint depuis huit jours d'une fièvre intermittente quotidienne.

Ce malade a eu la rougeole dans son enfance. Il n'a pas eu la variole et n'a point été vacciné.

Voici l'observation du pouls, de la température et de la respiration :

JOURS D'OBSERVATION à l'hôpital.	JOURS DE LA MALADIE	DE 6 A 7 HEURES du matin.			DE 3 A 4 HEURES du soir.			TRAITEMENT
		Température.	Pouls.	Respiration.	Température.	Pouls.	Respiration.	
1	9	»	»	»	40°6	104	24	(1) Rien.
2	10	37°8	72	20	40°4	92	22	(2) Propylamine 2 gr., eau distillée 100 gr. En 4 doses de $^1/_2$, en $^1/_2$ h.
3	11	37°5	76	18	39°6	64	22	(3) *Id.*, 3 gr.
4	12	38°4	84	20	37°9	72	22	(4) *Id., id.*
5	13	36°6	64	20	37°0	72	20	(5) Rien.
8	16	»	»	»	»	»	»	(8) *Exeat.*

Le jour de l'entrée du malade à l'hôpital, la fièvre se déclara vers cinq heures et demie du soir. On ne fit ce jour-là aucun traitement.

Le deuxième, le troisième et le quatrième jour, on administra la propylamine dans la matinée. Le quatrième jour, la fièvre avait déjà disparu. Nous conservâmes encore quatre jours ce malade dans notre service, pour voir si la fièvre ne se déclarerait point à nouveau; mais elle ne reparut pas.

OBSERVATION XIV

Rhumatisme polyarticulaire aigu, datant de trente jours; inefficacité de la propylamine et du sulfate de quinine à hautes doses; interruption du traitement; guérison par une nouvelle administration du sulfate de quinine; tableau thermo-sphygmo-pnéométrique.

F..., âgé de vingt-quatre ans, célibataire, tempérament lymphatique, constitution moyenne, taille ordinaire, entre à l'infirmerie, lit n° 33, le 9 mai 1873. Il est atteint depuis trente jours d'un rhumatisme polyarticulaire aigu. Ce malade a eu la variole et la rougeole dans sa jeunesse, et n'a jamais été vacciné.

Le lendemain du jour de son admission, il accusait des douleurs dans les genoux, qui étaient enflés au point de rendre impossible la flexion. Face pâle, abattement général.

Les urines étaient limpides, légèrement rougeâtres et présentaient une densité de 1022, à l'urinomètre de Prout.

Le malade avait ressenti auparavant des douleurs dans les pieds et les hanches, mais ces douleurs avaient disparu.

L'observation de la température, du pouls et de la respiration donna les résultats suivants :

JOURS D'OBSERVATION à l'hôpital	JOURS DE LA MALADIE	DE 6 A 7 HEURES du matin.			DE 3 A 4 HEURES du soir.			TRAITEMENT
		Température.	Pouls.	Respiration.	Température.	Pouls.	Respiration.	
1	30	»	»	»	39°5	104	24	(1) Un purgatif avec le sulfate de soude.
2	31	38°6	104	22	39°5	116	24	(2) Propylamine 1 gr., eau distillée 100 gr., sirop simple 30 gr. Une cuillerée à soupe de 2 en 2 heures.
3	32	38°9	104	24	39°7	108	26	(3) *Id., ibid.*
4	33	39°0	104	24	39°7	124	26	(4) *Id.,* 1 ½ gramme.
5	34	39°0	104	24	39°9	116	24	(5) *Id., ibid.*
6	35	39°4	108	24	40°0	112	24	(6) *Id.,* 2 grammes.
7	36	39°0	108	24	39°8	112	26	(7) *Id., ibid.*
8	37	38°8	96	24	39°6	108	26	(8) *Id., ibid.*
9	38	38°5	100	22	39°4	108	24	(9) *Id., ibid.*
10	39	38°6	104	24	39°3	96	24	(10) *Id.,* 2 ½ grammes.
11	40	38°5	96	24	39°1	116	24	(11) *Id., ibid.*
12	41	38°7	104	22	39°3	112	24	(12) *Id., ibid.*
13	42	38°4	92	22	39°4	116	26	(13) Sulfate de quinine 80 centigrammes, avec 200 grammes de limonade sulfurique. En 4 doses de 3 en 3 h.
14	43	38°5	6	24	38°9	104	24	(14) *Id., ibid.*
15	44	38°5	84	24	38°5	84	24	(15) *Id., ibid.*
16	45	38°2	80	22	38°6	76	24	(16) *Id.,* 1 gramme de sulfate de quinine.
17	46	38°0	76	20	38°7	88	24	(17) *Id., ibid.*
18	47	38°3	88	22	39°0	112	24	(18) *Id.,* 12 décigram.
19	48	38°0	88	20	38°6	100	22	(19) *Id.,* 16 décigram.
20	49	37°6	96	22	37°8	88	24	(20) *Id., ibid.*
21	50	37°5	88	22	37°7	96	24	(21) *Id.,* 18 décigram.
22	51	37°3	72	20	37°4	76	22	(22) *Id., ibid.,*
23	52	37°2	64	20	»	»	»	(23) *Id.,* 1 gramme.
24	53	36°7	68	22	37°4	80	22	(24) *Id., ibid.*
25	54	37°0	76	20	37°3	84	26	(25) *Id., ibid.*
26	55	37°2	64	20	37°2	76	22	(26) *Id., ibid.*
27	56	36°8	68	20	37°3	72	20	(27) *Exeat.*

Urines.

JOURS	DENSITÉ	QUANTITÉ	JOURS	DENSITÉ	QUANTITÉ
31	1022	» gr.	44	1024	600 gr.
32	1022	» »	45	1024	900 »
33	1022	» »	46	1024	1000 »
34	1023	» »	47	1023	1000 »
35	1023	» »	48	1025	850 »
36	1021	» »	49	1027	600 »
37	1020	» »	50	1025	900 »
38	1020	» »	51	1025	1660 »
39	1020	» »	52	1021	950 »
40	1020	» »	53	1022	1000 »
41	1020	900 »	54	1022	700 »
42	1019	1100 »	55	1024	1050 »
43	1020	1300 »	56	1020	930 »

Le troisième jour du traitement (32ᵉ de la maladie), les douleurs n'avaient subi aucune modification.

Le quatrième jour, la main et le poignet gauches étaient extrêmement douloureux, immobiles, très enflés et rouges sur leur face dorsale. L'épaule gauche était, elle aussi, assez douloureuse. Les douleurs des genoux avaient diminué.

Le cinquième jour, la main droite et les épaules étaient prises de douleurs très aiguës, avec un certain degré de gonflement. L'enflure et la rougeur de la main gauche avaient augmenté. Il y avait en outre quelques douleurs dans les jambes.

Le sixième jour du traitement, la rougeur, la tuméfaction et les douleurs des mains étaient beaucoup moins considérables.

Le septième jour, la rougeur de la main gauche avait disparu. Le reste était dans le même état.

Le huitième jour, la rougeur de la main droite n'existait plus. Les douleurs étaient moins fortes dans la main droite, mais plus fortes dans le genou gauche. La colonne vertébrale était aussi douloureuse.

Le neuvième jour (38ᵉ de la maladie), les douleurs et l'enflure des mains avaient beaucoup diminué; mais l'état des autres articulations n'était en rien modifié.

Le dixième jour, même état.

Le onzième, les douleurs des membres supérieurs avaient augmenté; celles des jambes avaient diminué, et celles de la colonne vertébrale avaient disparu.

Le douzième jour, même état.

Le treizième, les douleurs des mains avaient augmenté, ainsi que celles des genoux et des épaules. On commence à administrer le sulfate de quinine.

Le quinzième jour, les douleurs des épaules et des genoux avaient cessé; la rougeur et la turgescence périarticulaires avaient disparu.

Le seizième, le malade accusait quelques douleurs dans les épaules et dans les coudes.

Le dix-septième, les douleurs de l'épaule et du coude droits étaient plus fortes; celles de l'épaule et du coude gauches étaient dans le même état que la veille.

Le dix-huitième jour, les douleurs des épaules et des coudes étaient dans le même état; celles des jambes avaient disparu.

Le dix-neuvième jour, même état.

Le vingtième, les douleurs des coudes étaient moins fortes; celles des épaules avaient cessé.

Le vingt et unième, les douleurs avaient quitté les coudes et s'étaient portées dans les jarrets.

Le vingt-deuxième jour (51e de la maladie), les douleurs avaient cessé dans les jarrets, mais elles avaient reparu de nouveau dans les épaules et les coudes.

Le vingt-troisième, même état.

Le vingt-quatrième, les douleurs n'existent plus dans les coudes, mais elles se font toujours sentir dans les épaules.

Le vingt-cinquième jour, même état.

Le vingt-sixième (55e jour de la maladie), les douleurs des épaules étaient à peu près éteintes, mais elles avaient reparu dans les coudes.

Le vingt-septième jour du traitement, les douleurs n'existaient plus dans les coudes, mais elles se faisaient toujours sentir dans les épaules, quoique d'une manière moins vive. On cesse ce jour-là l'administration du sulfate de quinine.

Deux jours après la suspension de ce traitement, le 7 juin (58e jour de la maladie), le malade recommença à éprouver des douleurs dans les genoux et les coudes. Ces douleurs augmentèrent au point que, le 9 juin, la rechute était complète. Il existait du gonflement et des douleurs vives dans les jointures des membres inférieurs et supérieurs. Les mouvements étaient très difficiles.

On recommença alors le traitement par le sulfate de quinine. Les douleurs diminuèrent progressivement, et la guérison complète fut obtenue le 19 juin (70e jour de la maladie).

OBSERVATION XV

*Rhumatisme polyarticulaire subaigu, datant de six jours; bicar-
bonate de soude à la dose de 3 à 4 grammes par jour, sans résultat;
chlorhydrate de triméthylamine à la dose quotidienne de 1 gramme*

à 1 gramme 1/2 ; guérison en onze jours ; tableau thermo-sphygmo-pnéométrique.

F..., âgé de vingt-sept ans, célibataire, tempérament sanguin, constitution robuste, taille ordinaire, cultivateur, entre à l'hôpital Saint-Joseph, infirmerie Saint-Sébastien, lit n° 43, le 4 janvier 1874. Il est atteint depuis quatre jours de rhumatisme polyarticulaire subaigu. Ce malade a eu la variole et la rougeole dans son enfance, et n'a jamais été vacciné. Nous lui donnâmes du bicarbonate de soude à la dose de 3ᵍʳ60 à 4ᵍʳ80 par jour, pendant six jours; mais au bout de ce temps, aucune amélioration ne s'étant produite (le malade avait pris 27 grammes 60 centigrammes de bicarbonate), nous administrâmes le chlorhydrate de triméthylamine d'abord à la dose de 1 gramme, et ensuite de 1 gramme 1/2 par jour. Au bout de onze jours de ce traitement, le malade était guéri. Il avait pris 11 grammes de chlorhydrate de triméthylamine.

Voici l'observation thermo-sphygmo-pnéométrique :

JOURS D'OBSERVATION à l'hôpital.	JOURS DE LA MALADIE	DE 6 A 7 HEURES du matin.			DE 3 A 4 HEURES du soir.			TRAITEMENT
		Température.	Pouls.	Respiration	Température.	Pouls.	Respiration.	
1	7	38°1	88	24	38°5	88	24	(1) Bicarbonate de soude 3 gr. 60. En 6 doses.
2	8	38°0	76	20	38°4	88	22	(2) *Id.*, 4 gr. 80.
3	9	38°2	80	20	38°4	80	24	(3) *Id., ibid.*
4	10	37°4	68	20	38°2	76	24	(4) *Id., ibid.*
5	11	38°0	76	22	38°2	76	24	(5) *Id., ibid.*
6	12	37°8	72	20	38°6	72	22	(6) *Id., ibid.*
7	13	37°6	76	20	38°4	72	22	(7) Chlorhydrate de triméthylamine 1 gr., eau distillée 150 gram. En 4 doses de 2 en 2 h.
8	14	37°7	80	20	38°4	64	26	(8) *Id., ibid.*
9	15	37°8	72	24	38°4	68	24	(9) *Id., ibid.*
10	16	37°8	64	22	38°1	80	24	(10) *Id.*, 1 ½ gramme.
11	17	37°7	68	20	37°9	72	20	(11) *Id., ibid.*
12	18	37°6	72	18	37°8	76	22	(12) *Id., ibid.*
13	19	37°5	68	20	37°8	80	20	(13) *Id., ibid.*
14	20	37°4	60	18	37°6	56	22	(14) *Id., ibid.*
15	21	37°4	56	20	37°6	64	20	(15) *Id., ibid.*
16	22	36°8	68	16	36°8	60	20	(16) *Id., ibid.*
17	23	37°0	60	18	37°2	56	22	(17) *Id., ibid.*
18	24	36°8	52	20	37°0	60	20	(18) Rien.

Le septième jour de l'observation, le malade, malgré le retour du pouls à la moyenne normale, avait encore de la fièvre le soir, et les douleurs le tourmentaient comme le premier jour.

Le dixième jour, les douleurs étaient plus fortes dans les membres inférieurs.

Le onzième, les douleurs étaient encore plus violentes dans les genoux et les épaules.

Le douzième jour, les douleurs étaient moindres dans les membres inférieurs, et plus fortes dans les épaules.

Le quatorzième, les douleurs sont partout très améliorées. Le malade se lève.

Le seizième jour, il ressent de petites douleurs dans l'épaule droite.

Le dix-huitième, toute douleur a complètement disparu.

Observation XVI

Rhumatisme polyarticulaire subaigu, datant de dix-neuf jours; chlorhydrate de triméthylamine à la dose quotidienne de 1 gramme à 1 gramme 1/2 par jour, pendant onze jours; guérison en douze jours; tableau thermo-sphygmo-pnéométrique.

F..., âgé de cinquante ans, célibataire, tempérament sanguin, constitution robuste, taille ordinaire, cordonnier, entré à l'hôpital Saint-Joseph, infirmerie Saint-Sébastien, lit n° 23, le 8 janvier 1874. Il est atteint, depuis quinze jours, de rhumatisme polyarticulaire subaigu. Ce malade a eu la variole et la rougeole dans son enfance, et n'a point été vacciné.

Il est, à son entrée, dans l'état suivant : les mains et les poignets sont très enflés; les mouvements sont à peu près impossibles dans ces parties. Les douleurs sont très vives dans toutes les articulations, mais principalement dans celles des membres inférieurs et des membres supérieurs, dont les mouvements sont difficiles. Nous donnons à ce malade de la poudre de James, de la décoction de racines apéritives, puis de la décoction de chiendent et de pariétaire, avec du sel de nitre; mais aucun de ces remèdes employés successivement ne réussit.

Nous administrâmes alors le chlorhydrate de triméthylamine et la guérison fut obtenue au bout de dix jours, pendant lesquels le malade avait pris 10 grammes 1/2 de cette substance.

Voici l'observation thermo-sphygmo-pnéométrique :

JOURS D'OBSERVATION à l'hôpital.	JOURS DE LA MALADIE	DE 6 A 7 HEURES du matin.			DE 3 A 4 HEURES du soir.			TRAITEMENT
		Température.	Pouls.	Respiration.	Température.	Pouls.	Respiration.	
1	20	38°8	104	26	39°0	108	28	(1) Chlorhydrate de tri-méthylamine 1 gr., eau distillée 150 gram. En 4 doses, chacune de 2 en 2 heures.
2	21	38°4	104	26	38°7	76	26	(2) *Id., ibid.*
3	22	38°0	92	24	38°4	100	26	(3) *Id., ibid.*
4	23	38°0	96	26	38°2	84	26	(4) *Id., ibid.*
5	24	37°5	84	24	38°4	80	22	(5) *Id., ibid.*
6	25	37°	80	20	38°0	76	20	(6) *Id., ibid.*
7	26	3° 3	76	18	38°2	84	22	(7) *Id., ibid.*
8	27	37°9	84	20	38°6	88	24	(8) *Id., ibid.*
9	28	37°6	80	20	38°3	72	20	(9) *Id., ibid.*.
10	29	38°0	76	18	38°8	76	22	(10) *Id.,* 1 ½ gramme.
11	30	38°	72	20	37°8	88	24	(11) *Id., ibid.*
12	31	37°2	74	18	»	»	»	(12) *Exeat.*

Le deuxième jour du traitement, les douleurs des poignets et des jambes étaient très améliorées.

Le troisième jour, l'amélioration de toutes les douleurs en général continuait.

Le quatrième jour, les douleurs et la tuméfaction avaient à peu près disparu.

Le cinquième jour, il n'y avait plus aucune douleur, si ce n'est dans l'épaule droite, et toute enflure avait disparu.

Le douzième jour, le malade se trouvant bien et ne ressentant plus aucune douleur, quitta l'hôpital.

OBSERVATION XVII

Rhumatisme polyarticulaire subaigu, datant de quatorze jours; propylamine pendant huit jours, sans succès; bains sulfureux sans succès; iodure de potassium; amélioration. — Tableau thermo-sphygmo-pnéométrique.

F..., âgé de vingt-trois ans, célibataire, tempérament mixte, constitution moyenne, taille ordinaire, garçon boulanger, entre à l'hôpital Saint-Joseph, infirmerie Saint-Sébastien, lit n° 32, le 15 avril 1874, atteint de rhumatisme polyarticulaire subaigu.

Il a eu la rougeole et a été vacciné dans son enfance. Il n'a pas eu la variole.

L'observation thermo-sphygmo-pnéométrique donna les résultats suivants :

JOURS D'OBSERVATION à l'hôpital.	JOURS DE LA MALADIE.	DE 6 A 7 HEURES du matin.			DE 3 A 4 HEURES du soir.			TRAITEMENT
		Température.	Pouls.	Respiration.	Température.	Pouls.	Respiration.	
1	16	38°4	56	22	38°8	58	26	(1) Propylamine 50 cent., eau distillée 100 gr. Une cuillerée à soupe de 2 en 2 heures.
2	17	38°3	58	24	39°0	68	24	(2) *Id., ibid.*
3	18	38°6	64	22	39°1	76	24	(3) *Id.*, 1 gramme.
4	19	38°3	60	24	38°9	64	24	(4) *Id., ibid.*
5	20	38°4	60	24	»	»	»	(5) *Id.*, 1 ½ gramme.
6	21	38°3	60	20	38°3	56	24	(6) *Id., ibid.*
7	22	38°0	52	22	38°2	56	24	(7) *Id., ibid.*
8	23	37°9	52	20	37°9	48	22	(8) *Id., ibid.*
9	24	37°7	48	20	37°7	44	22	(9) Rien.
10	25	37°4	48	20	37°7	48	22	(10) *Id.*
11	26	37°3	52	20	37°5	48	22	(11) *Id.*
12	27	37°1	56	20	37°6	48	20	(12) *Id.*
13	28	37°6	48	20	38°8	48	20	(13) *Id.*
14	29	37°7	48	18	38°0	48	24	(14) *Id.*
15	30	37°5	44	20	37°6	48	24	(15) *Id.*
16	31	37°5	52	20	37°4	44	22	(16) *Id.*
17	32	37°4	48	20	37°4	44	22	(17) Bain avec 120 gram. de sulfure de potassium liquide.
18	»	»	»	»	37°7	68	22	

Le premier jour de l'observation (16° de la maladie), le malade accusait des douleurs aiguës dans les articulations des membres supérieurs et inférieurs et dans le tronc. Ces douleurs étaient plus prononcées dans le poignet droit, qui était enflé. Les mouvements étaient très difficiles et les douleurs augmentaient à la pression sur les articulations.

Le deuxième, le troisième et le quatrième jour, il ne se produisit aucune modification dans les douleurs.

Le cinquième jour (20e de la maladie), les douleurs étaient moindres dans le poignet droit, mais plus fortes dans le gauche; les doigts étaient très enflés. Les autres articulations étaient dans le même état.

Le sixième jour, les douleurs étaient plus vives dans le poignet gauche et dans les membres inférieurs.

Le septième jour, les douleurs avaient diminué dans toutes les articulations, à l'exception des épaules; la main et le poignet droits étaient complétement désenflés, ainsi que les doigts de la main gauche.

Le huitième jour, les douleurs étaient un peu plus fortes dans toutes les articulations, l'impulsion cardiaque était faible et le pouls inégal. Les urines présentaient [une couleur d'ambre, étaient sans albumine et avaient une densité de 1024 à l'urinomètre de Prout.

Le neuvième jour, aucune modification notable dans l'état du malade.

Le dixième, douleurs moins fortes en général, mais encore un peu plus vives dans les épaules.

Le quinzième jour, douleurs faibles dans le pied gauche et dans les épaules seulement.

Le dix-septième jour, les douleurs persistant, le malade commence à prendre des bains sulfureux.

Le rhumatisme ne cédant pas aux bains sulfureux, le malade commença à faire usage de l'iodure de potassium, le 10 mai. Les douleurs diminuèrent, mais ne cessèrent pas tout à fait. Le malade marchait bien dans la salle. Se sentant beaucoup mieux, il demanda son *exeat*, qui lui fut accordé. Il avait pris pendant huit jours l'iodure de potassium.

OBSERVATION XVIII

Rhumatisme polyarticulaire aigu, datant de quatorze jours; propy-
lamine à la dose de 50 centigrammes par jour, pendant dix jours;
guérison en sept jours; tableau thermo-sphygmo-pnéométrique.

F..., âgé de vingt-deux ans, tempérament lymphatique, constitution faible, cultivateur.

L'examen de la température, du pouls et de la respiration donna les résultats suivants :

JOURS D'OBSERVATION à l'hôpital.	JOURS DE LA MALADE.	DE 6 A 7 HEURES du matin.			DE 3 A 4 HEURES du soir.			TRAITEMENT
		Température.	Pouls.	Respiration.	Température.	Pouls.	Respiration.	
1	15	39°1	104	20	39°8	96	24	(1) Propylamine 50 cent., eau distillée 100 gr. En 4 doses de 2 h. en 2 h.
2	16	38°8	84	22	»	»	»	(2) *Id., ibid.*
3	17	38°3	64	22	38°4	64	22	(3) *Id., ibid.*
4	18	38°0	64	20	39°1	76	20	(4) *Id., ibid.*
5	19	37°9	58	20	38°4	60	22	(5) *Id., ibid.*
6	20	37°7	48	20	38°1	52	22	(6) Rien.
7	21	37°0	44	20	37°3	48	22	(7) *Id.*
8	22	37°1	48	20	37°5	48	20	(8) *Id.*
9	23	37°2	48	18	»	»	»	(9) *Exeat.*

OBSERVATION XIX

Pleuro-pneumonie aiguë du côté gauche, datant de deux jours; propylamine à la dose de 50 centigrammes à 1 gramme par jour, pendant six jours; guérison en treize jours; tableau thermo-sphygmo-pnéométrique.

F..., âgé de cinquante-neuf ans, célibataire, tempérament mixte, constitution robuste, taille ordinaire, entre à l'hôpital Saint-Joseph, infirmerie Saint-Sébastien, lit n° 34, le 4 mai 1873, atteint depuis deux jours de pleuro-pneumonie aiguë du côté gauche.

Ce malade a été vacciné dans son enfance; il a eu la variole et la rougeole. Le jour de son entrée à l'hôpital il présente les symptômes suivants : respiration essoufflée, fréquente, courte principalement dans l'expiration, anxiété, langue saburrale au centre, inappétence. Point de côté sous le mamelon gauche, pouls ample et fréquent; crépitation superficielle dans la partie supérieure du poumon gauche, matité, souffle et voix bronchiques dans les mêmes points et dans tout le reste du poumon; expectoration très visqueuse et d'une couleur rouge brun.

L'observation thermo-sphygmo-pnéométrique donna ces résultats :

JOURS D'OBSERVATION à l'hôpital.	JOURS DE LA MALADIE.	DE 6 A 7 HEURES du matin.			DE 3 A 4 HEURES du soir.			TRAITEMENT
		Température.	Pouls.	Respiration.	Température.	Pouls.	Respiration.	
1	3	»	»	»	40°6	112	28	(1) Un purgatif avec le sulfate de soude.
2	4	39°9	104	26	40°5	120	36	(2) Propylamine 50 c., eau distillée 100 gram., sirop simple 30 gr. Une cuillerée à soupe de 2 en 2 heures.
3	5	39°7	120	32	39°5	100	36	(3) *Id., ibid.*
4	6	39°5	108	32	39°9	116	36	(4) *Id., ibid.*
5	7	39°4	104	36	39°2	104	36	(5) *Id.,* 1 gramme.
6	8	38°8	96	28	38°6	88	28	(6) *Id., ibid.*
7	9	37°4	80	24	38°0	72	24	(7) *Id., ibid.*
8	10	37°6	76	22	37°9	76	24	(8) Rien.
9	11	37°6	64	24	37°8	64	24	(9) *Id.*
13	15	»	»	»	37°7	60	24	(13) *Exeat.*

Le huitième jour de la maladie (4ᵉ du traitement propylamique), le malade était très soulagé. Les crachats étaient presque blancs, quoique très visqueux. Les urines, de couleur ambre foncé, ne contenaient pas d'albumine et avaient une densité de 1016 à l'urinomètre de Prout. La pneumonie était en résolution.

Le neuvième jour de la maladie, les crachats étaient blancs, spumeux, les urines claires, avec une densité de 1014; mais il y avait encore de la fièvre. Le jour suivant, on suspendit l'usage de la propylamine. La fièvre avait cessé. Le malade entra en convalescence, et la guérison fut obtenue cinq jours après.

Dans cette observation, on voit :

1° Que la température a diminué graduellement, mais très lentement, de 1 à 2 dixièmes de degré chaque matin jusqu'au cinquième jour de la maladie et jusqu'au troisième du traitement par la propylamine, dont on administrait 50 centigrammes par jour; que le jour suivant (6ᵉ de la maladie), le malade ayant pris le soir 1 gramme de propylamine, la température baissa de 6 dixièmes de degré (de 39°4 elle descendit à 38°8), et que le lendemain la fièvre cessa, la température ayant encore baissé de 1°4 (de 38°8 elle était tombée à 37°4). Le malade avait pris 2ᵍʳ50 de propylamine.

2° Que la température a diminué aussi graduellement chaque soir, et que le troisième jour du traitement elle avait subi une diminution de 4 dixièmes de degré.

3° Que le pouls, durant les quatre premiers jours du traitement, a oscillé; mais que le cinquième jour il a éprouvé une notable rémission (de 8 et 16 pulsations), et que, dans la soirée du jour suivant, il était revenu à sa moyenne physiologique (76 pulsations).

4° Qu'après avoir cessé l'usage de la propylamine, la température resta sensiblement la même, bien que le pouls continuât à se ralentir. Le jour de la sortie de l'hôpital, le malade avait 37°7 de température et 60 pulsations par minute.

5° Que la respiration fut plus fréquente (de 26 à 36 respirations par minute) jusqu'au quatrième jour du traitement, mais qu'elle s'abaissa à 28 et à 24 les jours suivants.

OBSERVATION XX

Rhumatisme polyarticulaire subaigu, datant de vingt jours; chlorhydrate de triméthylamine à la dose de 1 gramme à 1 gramme 1/2 par jour; guérison en douze jours; tableau thermo-sphygmo-pnéométrique.

F..., âgé de cinquante ans, tempérament sanguin, constitution robuste, cordonnier.

JOURS D'OBSERVATION à l'hôpital.	JOURS DE LA MALADIE.	DE 8 A 9 HEURES du matin.			DE 4 A 5 HEURES du soir.			TRAITEMENT
		Température.	Pouls.	Res, iration.	Température.	Pouls.	Respiration.	
1	20	38°8	104	26	39°0	108	28	(1) Chlorhydrate de triméthylamine 1 gr., eau distillée 150 gram. En 4 doses de 2 en 2 h.
2	21	38°4	104	26	38°7	76	26	(2) *Id., ibid.*
3	22	38°0	92	24	38°4	100	26	(3) *Id., ibid.*
4	23	38°0	96	26	38°2	84	26	(4) *Id., ibid.*
5	24	37°8	84	24	38°4	80	22	(5) *Id., ibid.*
6	25	37°7	80	20	38°0	76	20	(6) *Id., ibid.*
7	26	37°8	76	18	38°2	84	22	(7) *Id., ibid.*
8	27	37°9	84	20	38°6	88	24	(8) *Id., ibid.*
9	28	37°6	80	20	38°3	72	20	(9) *Id., ibid.*
10	29	38°0	76	18	38°8	76	22	(10) *Id.,* 1 1/2 gramme.
11	30	38°0	72	20	38°8	88	24	(11) *Id., ibid.*
12	31	38°2	80	22	»	»	»	(12) Rien.
13	32	»	»	»	»	»	»	(13) *Excat.*

Le douzième jour, le malade se trouva guéri et sortit le jour suivant.

OBSERVATION XXI

Pleuro-pneumonie aiguë du côté gauche, datant de quatre jours; chlorhydrate de triméthylamine à la dose de 1 gramme à 1 gramme 1/2 par jour, pendant six jours; guérison en huit jours; tableau thermo-sphygmo-pnéométrique.

F..., âgé de trente-trois ans, célibataire, tempérament sanguin, constitution robuste, taille ordinaire, ouvrier maçon, entre à l'hôpital Saint-Joseph, infirmerie Saint-Sébastien, lit n° 46, le 12 janvier 1874, atteint depuis quatre jours d'une pleuro-pneumonie aiguë du côté gauche.

. Ce malade n'a pas été vacciné, n'a pas eu la variole ni la rougeole.

Observation de la température, du pouls et de la respiration :

JOURS D'OBSERVATION à l'hôpital.	JOURS DE LA MALADIE.	DE 9 A 10 HEURES du matin.			DE 3 A 4 HEURES du soir.			TRAITEMENT
		Température.	Pouls.	Respiration.	Température.	Pouls.	Respiration.	
1	5	40°1[1]	104	28	39°5[2]	96	26	(1) Chlorhydrate de triméthylamine 1 gram., eau distillée 150 gram. En 4 doses de 2 en 2 h.
2	6	39°4	92	26	38°8	84	28	(2) *Id., ibid.*
3	7	38°6	92	26	37°8	72	22	(3) *Id.,* 1 1/9 gramme.
4	8	37°4	64	20	37°6	64	22	(4) *Id., ibid.*
5	9	37°6	72	20	37°6	68	20	(5) *Id., ibid.*
6	10	37°4	64	18	37°5	64	20	(6) *Id., ibid.*
7	11	37°3	60	16	37°3	64	20	(7) Rien.
8	12	37°4	64	18	37°8	72	20	(8) *Id., exeat.*

Le septième jour, le malade était guéri. Il avait fait usage pendant six jours du chlorhydrate de triméthylamine, et avait pris en tout 6 grammes 1/2 de ce médicament.

[1] Avant l'administration du remède.
[2] Deux heures après avoir pris la dernière dose.

Observation XXII

Pneumonie aiguë du côté droit, datant de huit jours; chlorhydrate de triméthylamine à la dose de 1 gramme par jour, pendant trois jours; guérison en cinq jours; tableau thermo-sphygmo-pnéométrique.

F..., âgé de cinquante-six ans, marié, tempérament mixte, constitution moyenne, taille ordinaire, cultivateur, entre dans notre service, lit n° 12, le 21 janvier 1874. Il est atteint depuis huit jours d'une pneumonie aiguë du côté gauche.

Ce malade a eu la rougeole dans son enfance; il n'a pas été vacciné et n'a pas eu la variole.

L'observation de la température, du pouls et de la respiration donna les résultats suivants :

JOURS D'OBSERVATION à l'hôpital.	JOURS DE LA MALADE.	DE 6 A 7 HEURES du matin.			DE 3 A 4 HEURES du soir.			TRAITEMENT
		Température.	Pouls.	Respiration.	Température.	Pouls.	Respiration.	
1	9	39°0[1]	112	28	38°8[2]	116	32	(1) Chlorhydrate de triméthylamine 1 gram., eau distillée 150 gram. En 4 doses de 2 en 2 h.
2	10	38°8	88	24	38°7	112	28	(2) *Id., ibid.*
3	11	38°6	96	22	38°2	96	24	(3) *Id., ibid.*
4	12	36°1	56	20	36°5	56	22	(4) Rien.
5	13	36°5	56	20	37°0	68	22	(5) *Id.*
6	14	»	»	»	»	»	»	(6) *Exeat.*

Le sixième jour du traitement, le malade quitta l'hôpital entièrement guéri.

---

(1) Avant l'administration du remède.
(2) Deux heures après avoir pris la dernière dose.

Observation XXIII

*Pleuro-pneumonie aiguë du côté droit, datant de cinq jours;
propylamine à la dose de 1 à 2 grammes par jour pendant quatre
jours; guérison en cinq jours; tableau thermo-sphygmo-pnéométrique.*

F..., âgé de trente-deux ans, célibataire, tempérament mixte,
constitution moyenne, taille ordinaire, ouvrier de la Compagnie des
eaux, entre à l'hôpital Saint-Joseph, infirmerie Saint-Sébastien,
lit n° 45, le 19 août 1873. Il est atteint, depuis cinq jours, d'une
pleuro-pneumonie aiguë du côté droit.

Ce malade a eu la rougeole dans son enfance; il n'a pas été
vacciné et n'a point eu la variole.

L'examen de la température, du pouls, de la respiration et des
urines donna les résultats suivants :

JOURS D'OBSERVATION à l'hôpital.	JOURS DE LA MALADIE.	DE 6 A 7 HEURES du matin.			DE 3 A 4 HEURES du soir.			TRAITEMENT
		Température.	Pouls.	Respiration.	Température.	Pouls.	Respiration.	
1	6	39°4	100	26	39°6	92	32	(1) Propylamine 1 gram., eau distillée 100 gram. En 4 doses de 2 en 2 h.
2	7	39°0	100	24	39°6	108	26	(2) *Id., ibid.*
3	8	39°0.	88	24	39°0	84	28	(3) *Id.,* 2 grammes.
4	9	37°2	80	24	36°8	60	22	(4) *Id , ibid.*
5	10	37°0	60	20	37°0	64	22	(5) Rien.
7	12	»	»	»	»	»	»	(7) *Exeat.*

Urines.

JOURS	QUANTITÉ	DENSITÉ
2	1100 gr.	1019
3	1050 —	1015
4	600 —	1015
5	700 —	1015

Cinq jours après son entrée à l'hôpital, le malade était guéri. Il
demanda le septième jour son *exeat,* qui lui fut accordé.

Observation XXIV

*Pleuro-pneumonie aiguë du côté gauche, datant de sept jours;
propylamine à la dose de 50 centigrammes à 1 gramme par
jour, pendant quatre jours; guérison en cinq jours; tableau
thermo-sphygmo-pnéométrique.*

F..., âgé de cinquante-six ans, veuf, tempérament sanguin,
constitution robuste, taille ordinaire, marin, entre dans notre
service de l'hôpital Saint-Joseph le 5 mai 1873. Il est atteint depuis
sept jours d'une pleuro-pneumonie aiguë du côté gauche.

Il a eu la variole et la rougeole dans son enfance, et a été vacciné.

Voici l'observation thermo-sphygmo-pnéométrique :

JOURS D'OBSERVATION à l'hôpital.	JOURS DE LA MALADIE.	DE 6 A 7 HEURES du matin.			DE 3 A 4 HEURES du soir.			TRAITEMENT
		Température.	Pouls.	Respiration.	Température.	Pouls.	Respiration.	
1	8	40°2	116	30	40°4	112	28	(1) Propylamine 50 c., eau distillée 100 gr. En 4 doses de 2 en 2 h.
2	9	39°6	112	28	39°9	104	28	(2) *Id., ibid.*
3	10	39°4	108	28	39°2	96	28	(3) *Id., ibid.*
4	11	38°4	84	26	37°9	80	28	(4) *Id.;* 1 gramme. .
5	12	37°3	80	24	37°4	80	26	(5) Rien.
12	19	»	»	»	37°3	60	20	(12) *Exeat.*

Les symptômes de la pleuro-pneumonie allèrent en décroissant.

Le troisième jour de l'emploi de la propylamine (le malade en
avait absorbé 1 gramme 1/2), la respiration était calme, les crachats
étaient blancs, visqueux, l'expectoration était facile, la toux moins
fréquente, et déjà l'on entendait le râle crépitant de retour. Les
urines étaient claires, non albumineuses et présentaient une densité
de 1014. Le cinquième jour du traitement, le malade était guéri de
sa pneumonie; mais comme il était très faible, nous le gardâmes
encore sept jours dans notre service.

Observation XXV

Pleuro-pneumonie aiguë du côté droit, datant de cinq jours chlorhydrate de triméthylamine à la dose de 1 gramme par jour, pendant quatre jours ; guérison en huit jours ; tableau thermo-sphygmo-pnéométrique.

F..., âgé de dix-huit ans, célibataire, tempérament sanguin, constitution moyenne, garçon boulanger.

Observation thermo-sphygmo-pnéométrique.

JOURS D'OBSERVATION à l'hôpital.	JOURS DE LA MALADIE.	DE 8 A 9 HEURES du matin.			DE 4 A 5 HEURES du soir.			TRAITEMENT
		Température.	Pouls.	Respiration.	Température.	Pouls.	Respiration.	
1	6	39°2	96	28	38°8	88	28	(1) Chlorhydrate de trimé-thylamine 1 gr., eau dis-tillée 150 gr. En 4 doses chacune de 2 en 2 h.
2	7	38°7	64	24	37°2	56	22	(2) *Id., ibid.*
3	8	37°2	52	20	37°2	56	20	(3) *Id., ibid.*
4	9	37°0	56	20	37°1	54	20	(4) *Id., ibid.*
5	10	37°0	44	18	37°1	48	22	(5) Rien.
6	11	37°0	56	20	37°0	52	20	(6) *Id.*
7	12	37°2	48	18	37°2	48	20	(7) *Id.*
8	13	36°6	48	18	36°8	60	18	(8) *Exeat.*

Observation XXVI

Pleuro-pneumonie aiguë au premier degré, du côté droit, datant de trois jours ; propylamine à la dose de 50 centigrammes par jour, pendant trois jours ; guérison en cinq jours ; tableau thermo-sphygmo-pnéométrique.

F..., âgé de trente-trois ans, tempérament lymphatique, consti-tution moyenne, pétrisseur.

Observation de la température, du pouls et de la respiration :

JOURS D'OBSERVATION à l'hôpital.	JOURS DE LA MALADIE.	DE 6 A 7 HEURES du matin.			DE 3 A 4 HEURES du soir.			TRAITEMENT
		Température.	Pouls.	Respiration.	Température.	Pouls.	Respiration.	
1	4	38°6	86	28	38°9	96	26	(1) Propylamine 50 cent., eau distillée 100 gr. Une cuillerée à soupe de 2 en 2 heures.
2	5	38°5	78	24	38°9	86	24	(2) *Id., ibid.*
3	6	37°5	64	24	37°9	72	26	(3) *Id., ibid.*
4	7	37°6	64	24	37°6	72	22	(4) Rien.
5	8	37°7	72	20	37°6	60	24	(5) *Id.*

Observation XXVII

Pleuro-pneumonie aiguë du côté gauche, au second degré, datant de trois jours; propylamine à la dose de 1 à 3 grammes par jour, pendant six jours; guérison en huit jours; tableau thermo-sphygmo-pnéométrique.

F..., âgé de trente-cinq ans, tempérament mixte, constitution robuste, cultivateur.

Observation de la température, du pouls et de la respiration :

JOURS D'OBSERVATION à l'hôpital.	JOURS DE LA MALADIE.	DE 6 A 7 HEURES du matin.			DE 3 A 4 HEURES du soir.			TRAITEMENT
		Température.	Pouls.	Respiration.	Température.	Pouls.	Température.	
1	4	40°3	90	28	»	»	»	(1) Propylamine 1 gr., eau distillée 100 gram. En 4 doses de 2 en 2 h.
2	5	»	»	»	39°4	96	32	(2) *Id.,* 1 1/2 gramme.
3	6	39°0	84	28	39°7	92	32	(3) *Id., ibid.*
4	7	39°4	84	26	39°5	84	28	(4) *Id.,* 2 grammes.
5	8	39°0	84	24	39°5	92	28	(5) *Id.,* 3 grammes.
6	9	37°6	72	20	37°0	64	24	(6) *Id., ibid.*
7	10	37°0	60	20	37°3	60	22	(7) Rien.
8	11	37°0	56	20	37°0	56	22	(8) *Exeat.*

Le huitième jour du traitement, le malade était guéri. Il avait pris en tout 12 grammes de propylamine.

Observation XXVIII

Pleuro-pneumonie aiguë du côté droit, au second degré, datant de trois jours; propylamine à la dose de 1 à 3 grammes par jour, pendant six jours; guérison en sept jours; tableau thermo-sphygmo-pnéométrique.

F..., âgé de trente-cinq ans, tempérament mixte, constitution moyenne, cultivateur.

Observation de la température, du pouls et de la respiration :

JOURS D'OBSERVATION à l'hôpital.	JOURS DE LA MALADIE.	DE 6 A 7 HEURES du matin.			DE 3 A 4 HEURES du soir.			TRAITEMENT
		Température.	Pouls.	Respiration.	Température.	Pouls.	Respiration.	
1	3	»	»	»	40°7	96	28	(1) Propylamine 1 gram., eau distillée 100 gr. En 4 doses de 2 en 2 h.
2	4	39°0	88	24	39°8	88	26	(2) *Id.*, 1 ½ gramme.
3	5	39°5	84	24	40°7	96	28	(3) *Id.*, 2 grammes.
4	6	40°0	100	26	40°4	92	28	(4) *Id.*, 3 grammes.
5	7	39°0	80	24	40°5	100	24	(5) *Id., ibid.*
6	8	37°0	64	22	37°5	60	24	(6) *Id., ibid.*
7	9	37°5	50	20	36°8	56	20	(7) Rien.

Le septième jour du traitement, le malade était guéri. Il avait pris en tout 13 grammes 1/2 de propylamine.

Observation XXIX

Pleuro-pneumonie aiguë du côté gauche, au second degré, datant de deux jours; propylamine à la dose de 50 centigrammes à 1 gramme par jour, pendant six jours; guérison en dix jours; tableau thermo-sphygmo-pnéométrique.

F..., âgé de cinquante-deux ans, tempérament mixte, constitution robuste, domestique.

Observation de la température, du pouls et de la respiration :

JOURS D'OBSERVATION à l'hôpital.	JOURS DE LA MALADIE.	DE 6 A 7 HEURES du matin.			DE 3 A 4 HEURES du soir.			TRAITEMENT
		Température.	Pouls.	Respiration.	Température.	Pouls.	Respiration.	
1	3	»	»	»	40°6	112	28	(1) Un purgatif avec le sulfate de soude.
2	4	39°9	104	26	40°5	120	36	(2) Propylamine 50 c., eau distillée 100 gram., sirop simple 30 gr. Une cuillerée à soupe de 2 en 2 heures.
3	5	39°7	120	32	39°5	100	36	(3) *Id., ibid.*
4	6	39°5	108	32	39°9	116	36	(4) *Id., ibid.*
5	7	39°4	104	36	39°2	104	36	(5) *Id* , 1 gramme.
6	8	38°8	96	28	38°6	88	28	(6) *Id., ibid.*
7	9	37°4	80	24	38°0	72	24	(7) *Id., ibid.*
8	10	37°6	76	22	37°9	76	24	(8) Rien.
9	11	37°6	64	24	37°8	64	24	(9) *Id.*
10	12	»	»	»	37°7	60	20	(10) *Exeat.*

OBSERVATION XXX

*Pleuro-pneumonie aiguë du côté gauche, au second degré, datant
de sept jours; propylamine à la dose de 50 centigrammes à
1 gramme par jour, pendant quatre jours; guérison en cinq jours;
tableau thermo-sphygmo-pnéométrique.*

F..., âgé de cinquante-six ans, tempérament sanguin, constitution
robuste, taille ordinaire, marin.

Observation thermo-sphygmo-pnéométrique :

JOURS D'OBSERVATION à l'hôpital.	JOURS DE LA MALADIE.	DE 6 A 7 HEURES du matin.			DE 3 A 4 HEURES du soir.			TRAITEMENT
		Température.	Pouls.	Respiration.	Température.	Pouls.	Respiration.	
1	8	40°2	116	30	40°4	112	28	(1) Propylamine 50 c., eau distillée 100 gr. En 4 doses de 2 en 2 h.
2	9	39°5	112	28	39°9	104	28	(2) *Id., ibid.*
3	10	39°4	108	28	39°2	96	28	(3) *Id., ibid.*
4	11	38°4	84	26	37°9	80	28	(4) *Id.*, 1 gramme.
5	12	37°3	80	24	37°4	80	26	(5) Rien.
10	17	»	»	»	37°3	60	20	(10) *Exeat.*

Le malade était guéri le cinquième jour du traitement. Il avait
pris seulement 2 grammes 1/2 de propylamine.

OBSERVATION XXXI

*Pleuro-pneumonie aiguë du côté droit, au second degré, datant de
six jours; chlorhydrate de propylamine à la dose de 1 gramme
par jour, pendant trois jours; guérison en huit jours; tableau
sphygmo-thermo-pnéométrique.*

F..., âgé de vingt-six ans, marié, tempérament sanguin, constitution robuste, cultivateur.

Observation de la température, du pouls et de la respiration :

JOURS D'OBSERVATION à l'hôpital.	JOURS DE LA MALADIE.	DE 6 A 7 HEURES du matin.			DE 3 A 4 HEURES du soir.			TRAITEMENT
		Température.	Pouls.	Respiration.	Température.	Pouls.	Respiration.	
1	7	40°0	96	40	40°0	80	42	(1) Chlorhydrate de propylamine 1 gr., eau distillée 100 gr. En 4 doses de 2 en 2 heures.
2	8	39°8	92	28	39°7	76	28	(2) *Id., ibid.*
3	9	39°7	80	28	39°4	96	28	(3) *Id., ibid.*
4	0	36°9	68	18	37°4	68	20	(4) Rien.
5	1	36°8	60	18	36°9	60	20	(5) *Id.*
6	12	36°7	60	16	36°8	64	20	(6) *Id.*
7	13	»	»	»	»	»	»	(7) *Id.*
8	14	»	»	»	»	»	»	(8) *Exeat.*

Observation XXXII

Pleuro-pneumonie aiguë du côté droit, au second degré, datant de cinq jours; chlorhydrate de propylamine à la dose de 1 gramme à 1 gramme 1/2 par jour, pendant trois jours; tableau thermo-sphygmo-pnéométrique.

F..., âgé de vingt-six ans, tempérament lymphatique, constitution faible, cultivateur. — Observation thermo-sphygmo-pnéométrique :

JOURS D'OBSERVATION à l'hôpital.	JOURS DE LA MALADIE.	DE 8 A 9 HEURES du matin.			DE 4 A 5 HEURES du soir.			TRAITEMENT
		Température.	Pouls.	Respiration.	Température.	Pouls.	Respiration.	
1	6	40°0	124	32	40°0	120	36	(1) Chlorhydrate de propylamine 1 gr., eau distillée 100 gr. En 4 doses chacune de 2 en 2 h.
2	7	39°4	108	32	40°0	108	36	(2) *Id., ibid.*
3	8	39°4	104	28	39°6	108	26	(3) *Id.,* 1 1/2 gramme.
4	9	35°8	60	18	36°3	60	20	(4) Rien.
5	10	36°6	60	16	36°8	60	18	(5) *Id.*
6	11	36°7	60	18	36°3	60	20	(6) *Id.*
7	12	36°2	60	16	37°0	60	18	(7) *Id.*
8	13	36°4	60	16	36°6	68	20	(8) *Exeat.*

Pour ne pas allonger outre mesure ce Mémoire, nous avons laissé de côté un grand nombre d'autres observations cliniques, recueillies non seulement à l'hôpital général de Lisbonne, mais aussi dans notre clientèle particulière. Notre intention a été de faire une étude sur la propylamine, la triméthylamine et les chlorhydrates de ces bases, de fixer leur action physiologique, d'apprécier leurs usages thérapeutiques et de déterminer leurs modes d'emploi.

Il résulte de notre étude que ces substances médicamenteuses ne méritent ni les éloges enthousiastes que beaucoup de médecins leur ont adressés, ni le discrédit auquel quelques-uns voudraient les condamner. Ce sont des médicaments utiles dans diverses maladies. Leur propriété fondamentale est l'action hypotherménisante qu'ils possèdent bien incontestablement, quoique à un degré moindre que certaines autres substances.

FIN.

Nous croyons devoir publier à la fin de ce mémoire la
lettre suivante que M. Meynet, auteur de travaux estimés
sur la médication propylamique, a bien voulu nous écrire
en réponse à plusieurs renseignements que nous lui
demandions :

Paris, 18 novembre 1878.

Monsieur le Dr Mauriac, à Bordeaux.

MONSIEUR LE DOCTEUR,

Vous m'avez fait l'honneur de me communiquer un passage
de votre traduction d'un travail de M. le professeur Alvarenga,
de Lisbonne, sur la propylamine et ses sels, d'où il ressort
que le savant professeur n'est pas favorable à l'administration
de ce médicament sous forme de capsules.

Depuis quinze ans et plus que je m'occupe des médicaments
propylamiques, soit seul, soit en collaboration avec mon
regretté maître, le professeur de Kaleniczenko, de Charkow
(Russie), j'ai acquis le droit d'émettre mon opinion sur ces
questions complexes.

Ne connaissant que par ce que vous avez bien voulu m'en
communiquer l'œuvre que vous venez de traduire, il me
serait difficile de dire, dès aujourd'hui, en quoi ma manière de
voir diffère ou concorde avec la sienne ; ce que je puis affirmer,
c'est que je partage entièrement son avis à propos des
capsules de propylamine. Comme lui, je crois défectueux ce
mode d'administration de la propylamine, et ce pour beaucoup
de raisons qu'il serait trop long d'énumérer ; c'est même cette
considération qui m'a fait proposer au corps médical, sous la
garantie de mon nom, une potion propylamique concentrée
contenant 15 centigrammes de propylamine pure des foies
de morue par cuillerée à café. Mais les recherches que j'ai

entreprises sur la propylamine, sur les produits naturels qui la contiennent, sur la médication propylamique en un mot, ont eu un but parfaitement déterminé et certainement différent de celui de M. Alvarenga.

Convaincu, comme le professeur de Charkow, que l'huile de foie de morue devait ses propriétés curatives non pas seulement au corps gras, aliment respiratoire, mais aussi et surtout à la propylamine, son principe aromatique, et aux métalloïdes qu'elle contient d'ailleurs en proportion minime, mes études sur les eaux de foie de morue et l'extrait qu'on en obtient m'ont fait reconnaître que l'huile de foie de morue, ce médicament si efficace, pouvait être remplacée dans toutes ses applications à la thérapeutique, non pas par la propylamine pure, mais par cet extrait de foie de morue dont je viens de parler, qui contient la propylamine à l'état de sel, des matières azotées, du phosphore à l'état de phosphate et à l'état de combinaison avec la matière animale, les principes solubles de la bile, la matière glycogène du foie, etc. C'est ainsi que j'ai été amené à préconiser auprès des médecins, sous le nom de dragées Meynet, d'extrait de foie de morue (ou pilules dragéifées) cet extrait, sans autre prétention que celle de remplacer par un médicament de même origine, actif sous un petit volume, facile à administrer, et certainement d'une efficacité au moins égale, un médicament (l'huile de foie de morue) nauséabond, répugnant, et dont il faut absorber une quantité relativement énorme si l'on veut obtenir tous les résultats désirables.

Je lirai avec la plus grande attention la traduction que vous m'annoncez d'un ouvrage d'un mérite réel, puisqu'il est d'un professeur aussi distingué que M. Alvarenga et que vous-même l'avez jugé digne d'être traduit dans notre langue.

Veuillez agréer, Monsieur le Docteur, l'assurance de ma considération distinguée.

G. MEYNET,

Pharmacien de 1re classe, lauréat de l'École de médecine et de pharmacie de Lyon.

TABLE ALPHABÉTIQUE DES AUTEURS CITÉS

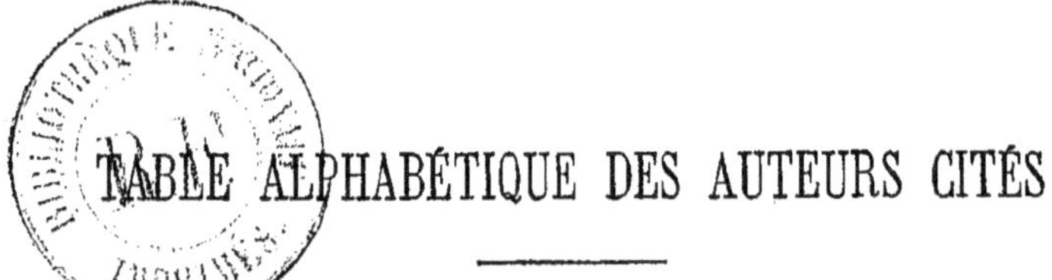

TABLE DES MATIÈRES

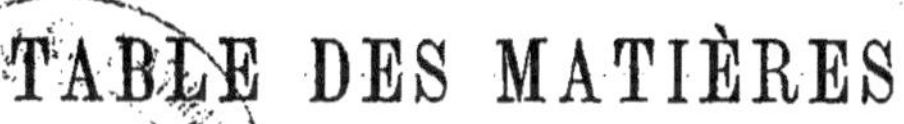

Bordeaux. — Imprimerie G. GOUNOUILHOU, 11, rue Guiraude.

EN VENTE A LA LIBRAIRIE O. DOIN

8, place de l'Odéon, Paris

Histoire des Drogues simples d'origine végétale, par MM. FLUCKIGER et HANBURY, traduit de l'anglais et augmenté de très nombreuses notes, par M. J.-L. DE LANESSAN, professeur agrégé à la Faculté de médecine de Paris. 2 vol. in-8° de 700 pages, avec 350 figures originales.................... 25 fr. »

Manuel de Thérapeutique, par le Dr Armand B. PAULIER. 1 vol. in-18 de 1012 pages.................... 8 fr. »

Manuel d'Hygiène, par le Dr B. PAULIER. 1 vol. in-18 de 775 pages....... 8 fr. »

Manuel pratique de Gynécologie et des *Maladies des Femmes*, par le Dr DE SINÉTY. 1 vol. petit in-8° de 850 pages, avec 250 figures originales dans le texte.................... 12 fr. »

Manuel de Minéralogie spécialement destiné aux pharmaciens et aux élèves en pharmacie, par M. L. PORTES, pharmacien en chef de l'hôpital de Lourcine. 1 vol. in-18 cartonné de 370 pages, avec 66 figures dans le texte... 5 fr. »

Manuel d'Ophthalmoscopie, par le Dr LANDOLT. 1 vol. in-18 cartonné, avec figures.................... 3 fr. 50

Clinique médicale de la Charité, par le professeur VULPIAN, doyen de la Faculté de médecine de Paris. Considérations cliniques et observations par le Dr RAYMOND, médecin des hôpitaux. 1 fort vol. in-8° de 950 pages... 14 fr. »

Traité des maladies des yeux, par le Dr Ch. ABADIE. 2 vol. in-8° de 500 pages, avec 134 figures.............. 20 fr. »

Thérapeutique oculaire, par le Dr DE WECKER. Leçons recueillies par le Dr MASSELON. 1 vol. in-8° de 800 pages, avec figures.................... 13 fr. »

Cours d'Embryogénie du Collège de France, par le professeur BALBIANI. 1 vol. gr. in-8°, avec 200 figures et six planches en chromolithograph. 15 fr. »

Leçons de Clinique thérapeutique, par le Dr DUJARDIN-BEAUMETZ. 1er fascicule : *Traitement des maladies du Cœur et de l'Aorte*. 1 vol. gr. in-8° de 250 p. 5 fr. »
2e fascicule : *Traitement des maladies de l'Estomac*, 1 vol. gr. in-8° de 300 pages avec planches en chromolithographie.

Maladies du Système nerveux, par le professeur VULPIAN. Livraisons 1 à 14. 1 vol. gr. in-8° de 500 pages... 14 fr. »

Manuel d'Histoire naturelle médicale, par J.-L. DE LANESSAN, professeur agrégé d'Histoire naturelle à la Faculté de médecine de Paris. –
1re partie : *Botanique*. 1 vol. in-18 jésus de 720 pages, avec 450 figures dans le texte.
Prix de l'ouvrage complet, payable d'avance.................... 14 fr. »
La 2e partie sera remise aux souscripteurs du 1er au 15 mars 1879.

EN VENTE A LA LIBRAIRIE FERET & FILS

15, cours de l'Intendance, Bordeaux

Outre les ouvrages ci-dessus, on trouvera encore à cette librairie ceux-ci :

PICOT (J.-J.). — **Les grands processus morbides.** 2 très forts vol. grand in-8° (prix Montyon 1877)........... 36 fr. »

BEAUNIS et BOUCHARD. — **Précis d'anatomie et de dissection.** 1 v. in-18. 4 fr. 50

PINARD (A.). — **Traité du palper abdominal.** 1 vol. in-18, avec figures.. 6 fr. »

SOLLES (E.). — **Etudes de clinique interne.** 1 vol. in-18............ 3 fr. »

DUBOUÉ. — **Physiologie pathologique de la fièvre typhoïde.** 1 volume in-18.................... 2 fr. 50

BLANCHET. — **Cri d'alarme du tabac au point de vue médical.** 1 volume in-12.................... 2 fr. »

HAYEM (Georges). — **Recherches sur l'anatomie normale et pathologique du sang.** 1 vol. in-8°, avec figures et tableaux.................... 5 fr. »

SERRAND (René). — **Rapports de la congestion pulmonaire et de la pleurésie aiguë avec épanchement.** 1 vol. in-8°.................... 2 fr. 50

PROUST (A.). — **Traité d'Hygiène publique et privée.** 1 vol. in-8°, avec 3 cartes coloriées et figures............ 16 fr. »

RICHET. — **Structure des circonvolutions cérébrales.** 1 volume in-8°, avec figures.................... 5 fr. »

Bordeaux. — Imp. G. GOUNOUILHOU, rue Guiraude, 11.

BIBLIOTHEQUE NATIONALE DE FRANCE

3 7531 03086248 7

www.ingramcontent.com/pod-product-compliance
Lightning Source LLC
LaVergne TN
LVHW021032050726
842519LV00003B/832